大流行

挑战与应对

《大流行：挑战与应对》编写组 著

科学技术文献出版社

SCIENTIFIC AND TECHNICAL DOCUMENTATION PRESS

·北京·

图书在版编目（CIP）数据

大流行：挑战与应对/《大流行：挑战与应对》编写组著. —北京：科学技术文献出版社，2023.1
ISBN 978-7-5235-0133-7

Ⅰ.①大… Ⅱ.①大… Ⅲ.①传染病—流行病学—研究 Ⅳ.① R51

中国国家版本馆 CIP 数据核字（2023）第 066563 号

大流行：挑战与应对

策划编辑：丁坤善 杨 杨 责任编辑：丁坤善 赵 斌 责任校对：张永霞 责任出版：张志平

出 版 者	科学技术文献出版社
地 址	北京市复兴路15号 邮编 100038
编 务 部	（010）58882938，58882087（传真）
发 行 部	（010）58882868，58882870（传真）
邮 购 部	（010）58882873
官 方 网 址	www.stdp.com.cn
发 行 者	科学技术文献出版社发行 全国各地新华书店经销
印 刷 者	北京时尚印佳彩色印刷有限公司
版 次	2023 年 1 月第 1 版 2023 年 1 月第 1 次印刷
开 本	710×1000 1/16
字 数	148千
印 张	12.25
书 号	ISBN 978-7-5235-0133-7
定 价	118.00元

《大流行：挑战与应对》

组长：

梁万年　教　授　　清华大学万科公共卫生与健康学院

成员：（以姓氏拼音排序）

曹务春　研究员　　军事科学院军事医学研究院微生物流行病研究所

黄存瑞　教　授　　清华大学万科公共卫生与健康学院

贾　娜　研究员　　军事科学院军事医学研究院微生物流行病研究所

李明锟　研究员　　中国科学院北京基因组研究所

编写组　刘　珏　研究员　　北京大学公共卫生学院

刘　军　研究员　　中国疾病预防控制中心病毒病预防控制所

刘　民　教　授　　北京大学公共卫生学院

刘　霞　研究员　　中华预防医学会

宋述慧　副研究员　中国科学院北京基因组研究所

唐　昆　副教授　　清华大学万科公共卫生与健康学院

童贻刚　教　授　　北京化工大学

王奇慧　研究员　　中国科学院微生物研究所

吴志强　研究员　　中国医学科学院病原生物学研究所

许　磊　副教授　　清华大学万科公共卫生与健康学院

杨运桂　研究员　　中国科学院北京基因组研究所

执行摘要

　　新冠肺炎疫情是百年来全球发生的最严重的传染病大流行，对全球健康、经济和社会发展造成了不可估量的损失。目前，疫情仍在全球肆虐，人类社会被深刻改变。如何有效防范和应对未来可能来袭的大流行病，成为保障人民健康、维护国家安全的重大课题。

　　为深入分析大流行的威胁和人类社会面临的挑战，科学阐释传染病大流行的特征和重要影响因素，系统总结大流行的防范和应对策略与经验，为防范和应对未来可能再次出现的传染病大流行提供理论和方法借鉴，由清华大学万科公共卫生与健康学院梁万年教授牵头，组织 10 多位来自中国科研院所、高校和社会组织的专家，基于对全球相关领域最新科研成果的综述分析，结合全球抗击新冠肺炎疫情的经验，形成此书。

　　本书分为三大部分，共 11 个章节。

　　第一部分（第一章）浓缩记录了历次全球传染病大流行。分别回顾了鼠疫、霍乱、天花、流感、新冠肺炎等历次全球传染病大流行的严重危害，分析了中东呼吸综合征、埃博拉病毒病、SARS 等可能导致大流行的传染病威胁。

　　第二部分（第二章至第七章）荟萃了人类对传染病大流行的最新科学认识。系统阐释了大流行的实现途径、大流行的挑战、病原体跨种传播、基于基因测序的病原体监测与预警、气候变化对大流行的威胁及全球化与大流行。主要发现和结论如下：

①能够导致大流行的传染病，其病原体均具有传染力强、致病力强、毒力强及变异性大的特点。疾病的潜伏期短、传播途径易于实现、人群易感性高且缺乏预防或治疗方法等是传染病大流行发生的条件。气候、地理、社会因素（包括生产生活活动、森林砍伐、肉食消费扩大、生活环境和卫生条件、人口流动、社会稳定、旅游和贸易、城市化、政策干预和公共卫生服务等）可能成为传染病大流行的实现条件。

②当前全球在应对新发传染病大流行方面仍面临诸多挑战：一是全球尚未形成统一的利益联盟；二是监测系统不能满足大流行早期预警和应对需要；三是对大流行早期紧迫性认识不足且缺乏特异性措施；四是医疗机构不堪重负且缺乏有效的药物；五是疫苗分配不公和疫苗犹豫问题并存；六是公众教育效率不高且存在社会污名和歧视现象；七是其他疾病防控服务供给不足。

③对人类造成重大危害的烈性传染病，其病原体大多数来自动物。潜在大流行病原体数量巨大，但人类仍然知之甚少。病原体跨种传播到人的来源复杂多样，包括与人类生活息息相关的动物病原体、迁徙动物病原体、媒介动物病原体和特殊生境动物病原体的跨种传播等。仍缺乏持续追踪病原体在人与动物间传播链条的研究，因而难以准确找到潜在溢出节点；很难确定自然界哪种病原体可跨种传播到人类。需要继续围绕多国科学家的共同研究和发现，深入开展潜在病原体的跨种传播关键因素研究。建议开展未知微生物研究和发现工作，评估其潜在公共卫生意义，提出未来新发传染病病原体目录，通过针对性研究，主动预防和防御未来新发传染病。

④基因组测序技术与生物信息学的发展大大提高了病原体的鉴定效率，加快了疫苗的研发速度，也为病原微生物的溯源、监测与预警提

供了有力的工具。病原体在宿主体内及传播过程中会持续地发生变异演化，病原体基因组的相似性及进化分析有助于揭示可能的传播源头及传播路径，基因组测序技术已成为传统流行病学调查的重要补充。多数基因组变异不会影响病原体的特性，但少数特定变异可能会显著改变病原体的传播特性、复制能力、组织嗜性、抗原性、耐药性或致病性等。病原体基因组的改变也可能会导致已有的分子检测方法失效。因此，需要持续跟踪监测病原体基因组的变化，实时调整更新检测、防控及治疗的方法与策略，实现疫情的精准防控。

⑤气候变化对传染病大流行会产生重要影响。气候环境因素可改变病媒生物的时空分布和生物种群的迁移方式，影响疾病的传播模式，也可通过改变病原体繁殖扩散、宿主免疫机制及易感人群行为等扩大疾病的流行范围。由于全球变暖及所造成的降水模式改变、极端天气事件频发，未来可能会增加更多的气候敏感性传染病的流行风险。气候环境因素对新冠肺炎的大流行也具有重要作用。为应对传染病大流行风险，各地区和部门须通力合作，监控传染病媒介生物在气候变化下的动态时空分布，建立基于气候预测技术的传染病早期预警系统。

⑥全球化与大流行之间存在着相互影响的关系。一方面，全球化对大流行会产生负面影响，如使病原体生存环境改变，可能会提升大流行发生的风险；人员和贸易频繁往来会增加大流行传播的风险。另一方面，全球化对大流行防控有促进作用，如促进国际抗疫合作、优化医药及防控物资供应链、加强双多边援助，提升了全球应对大流行的治理能力。

第三部分（第八章至第十一章）凝练了全球应对传染病大流行的策略和经验。介绍了大流行防范与应对的策略和措施；以新冠肺炎疫情为例，总结了全球应对新冠肺炎大流行的干预措施及中国抗疫经验。主要包括以下内容：

①新冠肺炎大流行提示人类，针对大流行的准备和防范仍有很多工作亟待加强：基于动物来源病毒造成大流行的风险，有必要加强动物新发传染病的监测和防范，对动物—人界面进行持续的监测和干预，以实现早期预警，尽早发现具备大流行潜能的病原体。建议完善全球相关的政策与协调机制，促进有关大流行防范的合作与交流；加强预防大流行的疾控、医疗、实验室等方面基础能力建设，开展实战演练和智能模拟；加强疫苗、药物、诊断技术及多学科宏观尺度的科学研究；加强公共卫生人才的培养和储备，提升大流行准备和公共卫生服务能力。

②通过总结和评估历次国际关注的突发公共卫生事件（PHEIC）的全球应对情况，发现在大流行期间根据现实需求采取非药物性干预、药物性干预及疫苗的不同措施组合尤为重要。国际社会、政府或非政府组织、社区和群众等必须协同合作，为迅速反应和及时应对做好准备。有必要在透明、全球性和经常性的基础上更好地了解和衡量全球预防、发现和迅速应对传染病大流行威胁的能力。针对许多国家预防、发现和应对突发公共卫生事件的能力存在严重不足的问题，亟待加强卫生系统韧性，全面提高全球卫生应急能力。

③在史无前例的抗击新冠肺炎疫情斗争中，世界各国基于国情和文化的差异，采取了不同的应对策略和防控措施，相应的防控效果亦存在明显差异。严格的封城措施可有效阻断疫情传播；保持社交距离是切断传播途径的重要手段；以佩戴口罩和注意手部卫生为主的个人防护措施在切断传播途径和保护易感人群方面发挥着重要作用；人群大规模核酸检测是落实早发现、早隔离、早治疗措施的有效手段。

④在抗击新冠肺炎疫情的战斗中，中国采取了全面、严格、彻底的防控措施，有效阻断了病毒传播，有序平衡了疫情防控和经济社会发展，有力支援了国际社会抗疫，为人类社会应对传染病大流行威胁提供了中国方案和中国经验。中国的抗疫实践充分证明，有效应对大流行，

必须秉持生命至上的核心理念，必须坚持"动态清零"总方针，必须坚持政府主导和全社会参与，必须坚持预防为主的工作方针，必须坚持科学防控和精准施策，必须协力构建人类卫生健康共同体。

新冠肺炎疫情带给人类深刻的反思，针对传染病的大流行，还有很多科学问题没有找到答案，需要全球的科学家共同努力，合作开展研究。在新冠肺炎疫情防控中，也暴露出在全球卫生服务体系方面存在的短板和弱项，中国将全力构建强大的公共卫生体系，深度参与全球卫生治理和合作，更为有效地应对疾病大流行的威胁与挑战。

编写组

2022 年 5 月

|目录| Contents |

第一章
大流行威胁

　　"大流行"（pandemic）是评价传染病流行强度的指标。它通常是指某种疾病的发病蔓延迅速，涉及地域广，人口比例大，在短时间内可以越过省界、国界甚至洲界形成世界性流行[1]。世界卫生组织（WHO）将传染病疫情分为 6 级，其中最高等级（6 级）就是"大流行"[1-2]。

　　WHO 在 2017 年的《流感大流行风险管理指南》[3] 中，将流感大流行划分为 4 个阶段，即大流行间期、警戒期、大流行期和过渡期[3]。大流行间期是指两次流感大流行之间的时期，对应的是全球和各国的准备阶段。警戒期是从人体分离到新流感病毒亚型的时期，在这个阶段，各国都要提高警戒并进行风险评估。如果风险评估表明新病毒不会发展为大流行病毒株，则相关防控工作可能会降低至大流行间期的等级，其介于全球和各国的准备和应对转换阶段。大流行期是指在全球监测基础上发现的新型病原体传播引起人类流感的全球流行时期。全球风险评估主要以病毒学、流行病学和临床数据为基础，根据风险评估的结果，大流行间期、警戒期和大流行期之间的演变可能会迅速发生，也可能逐渐过渡，各国都需要进入大流行的应对阶段。过渡期是指当评估发现全球风险降低时，行动应对的等级可能会降低，各国根据本国风险评估，应减少相应活动并转而实施复原措施，其对应于恢复阶段[3]。一些传染性疾病，如鼠疫、霍乱、天花、流感等，在历史上都有过大流行，并给人类带来巨大的威胁。

一、鼠疫

鼠疫（plague）是由鼠疫耶尔森菌（*Yersinia pestis*）感染引起的自然疫源性传染病，主要在啮齿类动物间流行，鼠、旱獭等为鼠疫耶尔森菌的自然宿主。人类感染鼠疫的途径包括：被染病跳蚤叮咬；在未加保护的情况下接触传染性体液或受感染物质；吸入肺鼠疫患者的呼吸道飞沫／微粒[4-5]。

鼠疫是危害极其严重的烈性传染病，特别是败血性鼠疫和肺鼠疫，如果不加治疗，病死率为30%～100%。肺鼠疫传染性极强，可以通过空气中的飞沫传播，引发严重疫情。感染鼠疫的人通常在1～7天潜伏期后，出现突然发烧、寒战、头痛和身体疼痛、虚弱、恶心、呕吐等急性非特异性的全身症状[4-5]。

在历史上，鼠疫发生过3次大流行[6]。第一次鼠疫世界大流行又称为"查士丁尼瘟疫"，于541—750年席卷了地中海地区[7]。此次鼠疫大流行可能起源于上埃及，并迅速蔓延到整个地中海盆地。543年春季，鼠疫传播至拜占庭帝国的首都君士坦丁堡，可能正是从此地传向了小亚细亚、巴勒斯坦北部、叙利亚和波斯等地区。由于当时拜占庭帝国在位的皇帝是查士丁尼一世，后人因此称此次疫情为查士丁尼瘟疫[7]。鼠疫疫情在君士坦丁堡持续到543年8月。同年，北非地区、意大利、巴尔干半岛、西班牙和法国也暴发疫情，西西里和西班牙也出现了疑似病例。在经过第一次暴发后，鼠疫回到了以地中海为主的几个地区，并持续至 8 世纪上半叶。最后一次暴发发生在 747—750 年，涉及地区包括叙利亚、美索不达米亚、西西里、罗马和君士坦丁堡[8]。

541 年开始的第一次鼠疫大流行给全球造成了严重的损失，尤其对拜占庭帝国的破坏程度很深，其极高的死亡率使拜占庭帝国人口下降明显，劳动力和兵力锐减，正常生活秩序受到严重破坏，产生了深远的社会负面后果，而且对拜占庭帝国、地中海乃至欧洲的历史发展都产生了深远影响。保守估计，查士丁尼瘟疫共造成 1500 万～ 1 亿人死亡[8]。

第二次鼠疫世界大流行又被称为"黑死病"，得名于这次暴发中感染者身体上的黑色淋巴结肿块，于 1347—1348 年在欧洲和中东地区暴发，且直到 18—19 世纪仍不时在当地小范围暴发，持续近 300 年[9]。1346—1347 年热那亚商人被一支感染了瘟疫的军队围困在了卡法港。这支军队将携带疾病的尸体抛至热那亚城内，使得瘟疫开始在热那亚传播，并且疫情随着商人通过水路传到了西西里。1347 年末，意大利南部和法国出现疫情，1348—1349 年意大利北部、西班牙东部、法国巴黎、挪威、丹麦、爱尔兰的大部分地区、德国南部和英格兰均暴发疫情。一年后，瑞典和德国东部也出现了数例感染者[9]。有关于黑死病的最早记载是在 1348 年由一名叫博卡齐奥的佛罗伦萨人记录下来的。历史中对黑死病特征的记录，与 19 世纪发生于亚洲的淋巴腺鼠疫相似。因此，一些科学家与历史学家推测，这场始于 14 世纪的黑死病是由鼠疫耶尔森菌引起的[9]。

根据当时记载，仅 1/10 的人在这次疫情中幸存了下来，死亡率大概为 40%～ 55%。在欧洲造成约 5000 万人死亡；海上王国热那亚几乎被彻底摧毁；佛罗伦萨、巴黎等欧洲城镇 80% 的人口死亡；在 18 个月的时间里，英格兰有将近一半的人死于此次鼠疫大流行[10]。

第三次鼠疫世界大流行开始于 19 世纪末至 20 世纪初，于中国云南地区暴发，1894 年到达广东和香港，造成 1894 年香港鼠疫[7]。两年后，印度孟买也暴发了鼠疫，并向该国北部和西部传播，到 1930 年为止，导致大约 1200 万当地人死亡，占该病此次大流行全世界死亡人数的 95%。另一次鼠疫大暴发则发生在中国的东北三省地区，此次暴发的仅仅是肺鼠疫，1910—1911 年共夺走 6 万人的性命，1920—1921 年又造成 8500 人死亡。19 世纪末至 20 世纪初，鼠疫通过轮船传遍了全球，在马达加斯加、南非、东南亚、南美、俄罗斯和澳大利亚都出现了病例[11]。1900 年，鼠疫在洛杉矶暴发，并传遍了整个美国西部。此次鼠疫大流行至 20 世纪 30 年代到达最高峰，总共波及亚洲、欧洲、美洲和非洲的 60 多个国家，死亡达千万人以上。此次鼠疫大流行一直持续到 20 世纪 50 年代末。1894 年，法国著名生物学家耶尔森在此次鼠疫大流行中成功发现鼠疫的真正病原体——鼠疫耶尔森菌，并于第二年研制出抗鼠疫的血清，从此人类有了科学防治鼠疫的方法[8]。

第三次鼠疫大流行相较于前两次有明显的区别。首先是传播速度之快和波及地区之广远超前两次，在几十年的时间里就相继波及亚洲、欧洲、美洲和非洲的 60 多个国家。其次是死亡人数达到 1200 万人以上，但死亡率明显降低了[11]。

二、霍乱

霍乱（cholera）是由霍乱弧菌感染所引起的一种急性腹泻性传染病，主要通过水、食物、生活密切接触和苍蝇媒介传播，经水传播最为重要。患者吐泻物和带菌者粪便污染水源后易引起局部暴发流行[12]。通常先发生于沿海港口、江河沿岸及水网地区，然后经由水路、陆路、空中交通传播。患者和带菌者是霍乱的主要传染源。人群普遍易感，新疫区中成人病例较多，而老疫区中儿童病例较多。临床表现轻重不一，轻症患者仅有轻度腹泻，而重症患者会剧烈吐泻大量米泔水样排泄物，并引起严重脱水、酸碱失衡、周围循环衰竭及急性肾功能衰竭[12]。

自 1817 年至今，历史上共出现了 7 次霍乱大流行。第一次大流行起始于 1817 年的印度。印度历史上，一直有水葬的习俗，人死后尸体在恒河顺流而下。1817 年恒河洪水泛滥，尸体携带的霍乱弧菌在恒河下游地区迅速流行开来，后来波及整个印度大陆，并逐渐传到泰国和菲律宾等地，然后到了非洲和地中海沿岸。1821 年传入中国东南沿海，造成霍乱在亚洲地区的大流行。此次大流行于 1824 年基本结束，暴发区域仅限于印度、东南亚、中国、日本、中东和俄罗斯南部[13]。

第二次霍乱大流行发生于 1826 年的孟加拉地区，并通过贸易和军事路线传播到东亚、中亚和中东。1830 年霍乱传入阿斯特拉罕，并沿着伏尔加河及其支流传播到察里津、萨拉托夫、喀山和莫斯科。1831 年，霍乱继续向西传播到布列斯特、格罗德诺、华沙和圣彼得堡。1831 年 8 月到达柏林和维也纳，10 月传至汉堡，并由此经北海传播到英格兰东北部港口城市桑德兰。1832 年，霍乱席卷了包括伦敦、都柏林、巴黎在内的西欧大部分地方。1832 年 6 月，霍乱跨越大西洋传播到北美的蒙特利尔、纽约和费城。1833 年传入拉丁美洲北部。这次霍乱传播的另一条路线是经波斯、美索不达米亚于 1831 年传入阿拉伯半岛的汉志，然后从这里的麦加等地传播到巴勒斯坦、叙利亚和埃及，并于 1835 年进一步传入东非的苏丹、埃塞俄比亚、索马里和桑给巴尔。这次霍乱也向东传播，但只到达爪哇地区[14]。

第三次霍乱大流行再次发生于孟加拉地区，并于 1840 年传播到马来西亚、新加坡及中国东南部地区。1844 年传播至中亚、阿富汗和波斯等地区；1848 年又传到西欧，经西欧传到美国；1849—1850 年经北非传到突尼斯；1850 年传入加勒比海地区；1855 年传到部分南美地区国家。第三次大流行蔓延至 1852—1859 年，席卷了亚洲、欧洲、北美和非洲，造成的危害远高于前两次大流行。仅在 1854 年，英国就有 23 000 人死于霍乱。同年，英国医生约翰·斯诺（John Snow）仔细地绘制了伦敦 Soho 地区的病例地图，以此确定了该地区的疫情来源——公共井水泵。他说服官员卸下泵把手，该地区的霍乱病例立即减少[13]。

第四次和第五次霍乱大流行分别发生于 1863—1875 年和 1881—1896 年，总体上没有以前的大流行那么严重，但也相当致命。1883 年，德国微生物学家罗伯特·科赫（Robert Koch）在埃及和加尔各答成功培养并观察到霍乱弧菌，以此证明该细菌是引起霍乱的病原体。意大利微生物学家菲利波·帕西尼（Filippo Pacini）早在 1854 年就发现了霍乱弧菌，但并没有广为人知，因此当时未能把霍乱研究清楚[8]。

随后的第五次、第六次大流行，由于西方人已经掌握了霍乱的病因和传播方式，改进了公共卫生和公共设施，所以这两次大流行对西欧和北美的影响很小，仅在印度、俄罗斯、中东和北非地区暴发。到 1923 年，除印度外，世界各地的霍乱病例已减少。前六次大流行，仅印度就死亡约 3800 万人，给人类带来巨大灾难。

第七次霍乱大流行由埃尔托霍乱弧菌引起，菌源的变化导致流行性病学防控更加困难，也造成了世界范围内更大面积的传播。霍乱疫情在 1961 年从印度尼西亚苏拉威西岛向周边地区蔓延，波及 140 多个国家，报告病例至少有 350 万例。直到今日，全球每年仍有约 10 万人死于霍乱[13]。

三、天花

天花（smallpox）是由天花病毒感染人引起的一种烈性传染病，是最古老的死亡率最高的传染病之一，其传染性强、病情重，没有患过天花或没有接种过天花疫苗的人易感。天花临床表现分为重型和轻型，重型天花的病死率约为 25.5%，病例可出现融合性皮疹和出血；轻型天花的病死率为 0.1%～1.0%。患者在痊愈后脸上会留有麻子，"天花"由此得名。有效预防天花的方法是接种牛痘[14]。

历史上首次被记录的天花暴发是公元前 430 年至公元前 426 年的"雅典大瘟疫"，此次疫情最早出现于埃塞俄比亚南部。随后经埃及传入波斯，又通过爱琴海的商路传入欧洲。最后从比雷埃夫斯港蔓延到雅典。此后，疫情就在雅典城内疯狂传播。此次疫情在公元前 426 年得到了控制，席卷整个雅典的疫情直接导致雅典近 1/4 的居民死亡[15]。

第二次天花大暴发开始于 165 年，发生在罗马，史称"安东尼大瘟疫"。这场疫情一直持续到鲁基乌斯·奥列里乌斯·柯莫杜斯·安东尼奴斯在位期间[15]。165 年，疫情在小亚细亚半岛大规模暴发，随即迅速蔓延到西部的意大利、高卢和日耳曼地区。在近东作战的士兵回到罗马，带来了天花和麻疹，传染给了当地居民。据罗马史学家迪奥卡称，当时罗马一天就有 2000 人因染病而死，相当于被传染人数的 1/4，估计总死亡人数高达 500 万人。这场疫情持续了 7 年才趋于消停。然而，191 年罗马再度暴发疫情，许多村庄从此彻底消失，大城市人口也遭遇重大损失，在罗马城，每天就有超过 2000 人死亡[15]。

人类历史上最严重的天花大流行出现在西半球的美洲，包括加勒比、中美、南美和北美，始于 16 世纪早期，持续了 100 多年。这一场瘟疫对美洲而言，堪称"种族灭绝的浩劫"或"末日"，导致当地土著人口大量死亡[15]。天花是最早侵袭美洲的疾病之一，最早出现于 1518 年伊斯帕尼奥拉岛（现多米尼加共和国和海地）。之后在 1520 年，天花传到了墨西哥、危地马拉、巴拿马和厄瓜多尔，集中在中美和南美。在这个世纪接下来的几十年中，天花在西半球的一些地区重新出现，基本上是每 20 年一次；在 1562 年，天花重新出现在巴西，而到了 16 世纪末，又传到了北美。在十六世纪八九十年代，天花疫情首次蔓延到了美国西南部和墨西哥北部，接着在 17 世纪 20 年代或 40 年代传播到了美国东北地区。1655 年，天花又在美国佛罗里达和东南地区暴发，最终在 18 世纪 80 年代肆虐于靠近太平洋的西北部和大平原地区，直到 19 世纪上半叶联邦政府普及疫苗，才最终终结了这场疫情[15]。

据统计，16—18 世纪，欧洲平均每年死于天花的人数约为 50 万人，亚洲约为 80 万人。整个 18 世纪，欧洲死于天花的人数在 1.5 亿人以上。在 20 世纪，据估计天花造成了 3 亿～ 5 亿人死亡[16-17]。20 世纪 50 年代初，据估计全世界每年有 5000 万例天花病例[18]。

中国人在 10 世纪首先发明了把轻型天花患者痘疱液经鼻少量接种正常人，当时称为"人痘"，这种方法使当时天花 30% 以上的病死率降到 2% 以下。18 世纪的英国乡村医生爱德华·琴纳发现感染过牛痘的挤奶女工很少感染天花，并用科学实验的方法证明给人接种牛痘可以预防天花，从此开创了疫苗学研究的新时代。早在 1803 年，西班牙王室就组织了一次任务（巴尔米斯远征队），将天花疫苗运送到西班牙殖民地，并在那里建立大规模疫苗接种计划[19]。到 1832 年，美国联邦政府为美洲原住民建立了天花疫苗接种计划[20]。在整个 19 世纪和 20 世纪成功开展疫苗接种运动后，自 1977 年 10 月索马里发现最后 1 例天花患者以来，至 1979 年 10 月 25 日，整整两年中，全世界再没有发现一个新的天花患者，于是这一天被定为人类天花绝迹日。WHO 于 1979 年 12 月认证根除天花。时至今日，天花是唯一一种已完全根除的人类传染病，也是有史以来与牛瘟一起被根除的两种传染性病毒之一[21-22]。

四、流感

流行性感冒（influenza）简称流感，是由流感病毒引起的急性呼吸道传染病，其潜伏期短、传染性强、传播速度快，临床主要表现为高热、乏力、头痛、全身肌肉酸痛等中毒症状，而呼吸道症状轻微。流感病毒主要通过空气中的飞沫、接触被污染的手、日常物品等间接传播。一般秋冬季节是其高发期。根据感染的对象，流感病毒可分为人、猪、马及禽流感病毒等；根据其核蛋白和基质蛋白 M1 的抗原性，人类流感病毒可分为甲（A）、乙（B）、丙（C）三型，近年来才发现的流感病毒归为丁（D）型。根据 H 和 N 的抗原性不同，甲型流感病毒可分为若干亚型，H 有 16 个亚型（H1-

H16），N 有 9 个亚型（N1–N9）。甲型流感病毒抗原变异频繁、传染性强，常引起流感大流行[23]。

1. 1918 年西班牙流感

1918—1919 年的流感大流行是现代历史上最具破坏性的流行病。1918 年 5 月 22 日，马德里的英国广播公司报纸头条报道了这场流行病。这种传染病很可能是从法国传入西班牙的，可能是由于来往于法国的西班牙和葡萄牙的铁路运输移民工人大量造成的。尽管大量证据表明 1918 年的甲型（H1N1）流感病毒不太可能起源于西班牙并从西班牙传播，但由于是西班牙最先报道的，1918—1919 年的流感大流行也被称为"西班牙流感"。

全世界与感染相关的死亡人数估计在 2000 万～ 1.5 亿人[24-26]。当时世界人口数量约 17 亿人，此次瘟疫所造成的患病人数估计在 5 亿人以上，发病率为 25%～ 35%，死亡人数达 400 多万人，比第一次世界大战的战亡人数还多。主要影响年轻人，发病迅速、易发展为致命性多器官衰竭和死亡是 1918—1919 年的流感大流行的显著特征[27-29]。最近发表的关于 1918 年流感病毒起源、表征和分子生物学的研究结果[30]，以及关于近期新流感大流行可能性的预测[31-32]，告诉人们这一流行病的严重性和破坏性。1918 年流感的影响不仅限于 1918—1919 年，此后全世界几乎所有的甲型流感都是 1918 年流感病毒的后代，包括甲型 H1N1、重组型 H2N2 和 H3N2。

1918 年流感报告显示，该病表现为 2 ～ 3 天发热、胃肠道症状和全身不适，死亡率很低。症状主要有严重的头痛、肌肉疼痛、打喷嚏、咳嗽，伴或不伴支气管炎，也经常伴有鼻涕和鼻出血，通常症状持续 8 ～ 14 天[33]。人群的聚集及当时对该病毒的认知能力很差，使患流感的风险增加了 10 倍，流感与肺炎复杂化的风险增加了 5 倍[34]。1918—1919 年，15 ～ 34 岁人群患流感和肺炎的死亡率比往年高 20 倍以上，约有一半死亡患者为 20 ～ 40 岁。

1933 年，第一种人类流感病毒分离出来[35]。1997 年，美国科学家杰弗里·

陶贝格尔（J. Taubenberger）在《科学》上发表了他与同事利用遗传学技术得出的研究成果，认为 1918 年流感病毒与猪流感病毒十分相似，是一种与甲型流感病毒（H1N1）密切相关的病毒。至今，仍然可以在某些国家的猪体内发现这种病毒[36]。2004 年 2 月 6 日，《科学》报道了英国国家医学研究院（National Institute for Medical Research）和美国斯利克斯研究所（Scripps Research Institute）重建了 1918 年流感的红细胞凝集素（hemagglutinin，HA 糖蛋白），并从中了解该蛋白分子如何改变形状使其从鸟类转移到人类身上。2018 年 9 月 2 日，葡萄牙 POT 生物实验室声称已经对该病毒基因完成测序[37]。

2. 1957 年亚洲流感

1957 年亚洲流感又称甲型 H2N2 流感。1957 年 2 月，中国贵州省出现流感暴发，4 月蔓延到香港，短时间内 25 万人患病，紧随其后传播到日本和东南亚各国[28]。1957 年 5 月，日本首次分离到造成这次流感大流行的毒株，并命名为 A/Kayano/57（H2N2）。1957 年亚洲流感的病原体为 A/H2N2 亚型流感病毒，是人 H1N1 与欧亚禽源 H2N2 流感病毒重配产生的新型病毒[38]。

1957 年 9 月开始出现第一次暴发，同年 10 月形成 1957 年的流行高峰；第二波流行高峰出现在 1958 年初，包括欧洲、北美和日本在内的许多地区出现了暴发。总体而言，这次大流行造成 40%～50% 的人感染，25%～30% 的患者表现出临床症状。大流行死亡人中，2/3 为 65 岁以下[39]。据美国公布的统计数字，在流感大流行期间，美国共有 7 万人因此死亡。据全球不完全统计，1957—1958 年流感大流行造成 100 万～400 万人死亡[40]。

1957 年，美国微生物学家莫里斯·希勒曼带领团队发明了 1957 年亚洲流感疫苗，并在 4 个月内生产出 4000 万剂疫苗。根据 WHO 统计，此次"亚洲流感"导致超过 100 万人死亡，是近代仅次于西班牙流感的给人类带来重大灾难的传染病[41]。

1957 年流感大流行是 WHO 于 1952 年建立全球流感监测网络后，监测到的第一次流感大流行。在 1957 年 5 月确认是新型流感病毒后，WHO 向各国发出流感大流行预警[42]。1957 年亚洲流感大流行结束后，H2N2 流感病毒变异成为 H3N2 流感病毒，并引起了 1968—1969 年香港流感大流行[42]。

3. 1968 年香港流感

1968 年，甲型 H3N2 流感病毒于香港首次被分离出，命名为 A/Hong Kong/68（H3N2）[43]，并引起了全球大流行，因此被称为"香港流感"。此次流感于 1968 年 7 月 13 日首次报告在香港暴发，这也是甲型 H3N2 流感病毒引起的第一次流感暴发[43]。1968 年 7 月起，香港地区约有 15% 的居民感染，40 万～60 万人发病，65 岁以上的老年患者最易死亡[44]。与其他流感大流行相比，甲型 H3N2 流感的死亡率较低，病死率低于 0.5%。多方面因素可能导致该流行病病死率比之前的流感更低：一是可能由于自 1957 年以来在人群中长期流行的甲型 H2N2 流感使人们获得了对 N2 流感病毒的免疫力；二是医疗水平的不断提升为患者提供了重要保障。

中国大陆共出现过两次流感疫情，第一次于 1968 年 7—9 月从南方向全国扩散；第二次于 1970 年 6—12 月出现的夏季南方流行和冬季北方流行，之后的甲型 H3N2 流感疫情逐渐减弱。1968 年 7 月底，新加坡、越南大规模暴发甲型 H3N2 流感，1968 年 8—9 月，传到泰国、日本、印度和澳大利亚等地。1968 年 9 月，美国和欧洲开始暴发疫情。截至 1969 年，病毒已扩散到非洲及南美洲。在第一个流行波时，欧洲和亚洲的流行范围很小，散在分布、死亡率低、断断续续，直到 1968 年末，才造成美国 65 岁以下人群出现了极高的发病率和死亡率[42]。

甲型 H3N2 流感传入美国后，从美国老年人体内可以检测到 H3 亚型流感病毒的特异性抗体，这些抗体是新型 H3N2 亚型流感病毒出现之前残留下来的，与 1891 年（77 年前）曾出现过的 H3 毒株有关。统计研究，1968—1969 年年龄在 75～79 岁老年人因为流感和肺炎的死亡率与历史每年的死亡率比较，病死率并不比历史上其他年份高，说明历史残留的 H3 亚型流感病毒的特异性抗体起到了一定的作用。而在第二个流行波，欧洲和亚洲才真正开始流行，人群死亡率显著升高，10 ～ 14 岁儿童发病率达到 40%[45]，说明是由于在 1969—1970 年 H3N2 流感病毒的 NA 抗原逐渐发生了变异所致，这次大流行仅在美国就造成 33 800 人死亡。

1957 年亚洲流感 H2N2 流感病毒是由人 H1N1 和欧亚禽源 H2N2 流感病毒重配而来。其中，*HA*、*NA* 和 *PB1* 基因来源于欧亚禽源 H2N2 流感病毒，其他基因片段则来源于人 H1N1 流感病毒。大约流行 11 年后，H2N2 流感病毒与禽源 H3 病毒重配后，形成了新型 H3N2 流感病毒。其中 *HA* 和 *PB1* 基因来源于禽类病毒，其他 6 个基因片段保留了 H2N2 流感病毒的基因[46]。H3N2 流感病毒与 H2N2 流感病毒没有在同一时期同一地区共同出现过，最后一次分离到 H2N2 流感病毒是在 1968 年 8 月，地点为澳大利亚[47]。在甲型 H3N2 流感流行期间，H2N2 病毒也参与了 H3N2 流感病毒的演化过程，1968 年 H3N2 流感病毒具有禽源的 *HA* 和 *PB1* 基因，而其余 6 个编码 *NA*、*PB2*、*PA*、*NP*、*M* 和 *NS* 基因的基因片段来自人类基因仅位于进化枝 I 的 H2N2 流感病毒，而 1969—1971 年的分离株则开始向不同的进化分支演变，同时存在与 H2N2 流感病毒的 2 个进化分支同源的基因片段，而 1971 年后的所有 H3N2 流感病毒分离株则只与 H2N2 流感病毒的进化支 II 同源。随着多种流感病毒的同时存在，更加复杂的重组和进化也在不断发生[48]。

4. 2009 年甲型 H1N1 流感

2009 年甲型 H1N1 流感的病原体是一种新型甲型 H1N1 流感病毒，可在人群中传播，2009 年从墨西哥、美国开始，在全球范围内大规模流行。2009 年 6 月 12 日零时，WHO 将其警戒级别提高至流感大流行的最高等级（6 级）[49]。

2009 年甲型 H1N1 流感于 2009 年 4 月 15 日在美国加利福尼亚州圣地亚哥县的 10 岁男孩身上首次被发现[50]。这种病毒是流感病毒基因的独特

告了多例有华南海鲜市场暴露史的不明原因肺炎病例，后被证实为由新冠病毒感染引起的急性呼吸道传染病[55]。2020年2月11日，WHO总干事谭德塞宣布，将新型冠状病毒感染的肺炎命名为"COVID-19"。2020年3月11日，WHO认为当前新冠肺炎疫情可被称为"全球大流行"[56]。

新冠肺炎以发热、干咳、乏力等为主要表现，少数患者伴有鼻塞、流涕、腹泻等上呼吸道和消化道症状。重症病例多在1周后出现呼吸困难，严重者快速进展为急性呼吸窘迫综合征、脓毒症休克、难以纠正的代谢性酸中毒和出凝血功能障碍及多器官功能衰竭等。新冠肺炎传播途径主要为飞沫传播和接触传播，特殊情况下也可以气溶胶传播。截至2022年4月22日，全球累计确诊病例505 817 953例，死亡病例6 213 876例，全球接种疫苗11 324 805 837剂次[56]。

六、其他可能导致大流行的传染病

1. 中东呼吸综合征

2012年4月，在约旦扎尔卡市重症监护病房暴发一起急性呼吸道感染疫情，起因是2012年4月4日收治1例患重症肺炎的25岁大学男生，导致10名医务人员和2名家属感染，该患者和1名护士死亡，当时病因不详。2012年9月20日，Ali Mohamed Zaki博士和Ron A. M. Fouchier博士从不明原因重症肺炎死亡患者的痰液标本中检测出不同于已知的新型人类冠状病毒，称为"HCoV-EMC"。2013年5月15日国际病毒命名委员会冠状病毒研究组将HCoV-EMC统一命名为"中东呼吸综合征冠状病毒"（MERS-CoV）[57]。MERS-CoV的传染源可能为患者，目前认为病毒可能来自蝙蝠[34]。截至目前，MERS-CoV已经出现有限的人传人案例，但尚无广泛的人传人报道，主要通过直接接触分泌物或经气溶胶、飞沫传播，也可经粪口途径传播。易感人群主要是有慢性基础疾病的老年人和免疫功能低下的人群。中东呼吸综合征潜伏期为2～14天，主要症状为发热、咳嗽、气促和呼吸困难等急性呼吸道重症感染症状，常伴有急性肾衰竭，最常见的症状为发热、咳嗽、气促和呼吸困难，在免疫抑制人群中尚可引起腹泻等症状[57]。

随着贸易、世界旅游、宗教等活动，MERS-CoV 也从流行地区传播至欧洲、非洲、亚洲和北美洲的 20 多个国家。自 2012 年至 2021 年 3 月 11 日，根据《国际卫生条例（2005）》（IHR 2005），全球共向 WHO 报告了 2574 例中东呼吸综合征冠状病毒实验室确诊病例和 886 例相关死亡病例，病死率约为 34.4%，但可能存在一定程度的高估[58]。

2. 埃博拉病毒病

埃博拉病毒（Ebola virus）是一种能引起人类和其他灵长类动物产生埃博拉出血热（EBHF）的烈性传染病病毒，其引起的 EBHF 是当今世界上最致命的病毒性出血热，感染者症状包括恶心、呕吐、腹泻、肤色改变、全身酸痛、体内出血、体外出血、发烧等[59]。埃博拉病毒病（EVD）平均病死率约为 50%，在以往疫情中病死率从 25% 到 90% 不等[60]。

EVD 在 1976 年同时暴发的两起疫情中首次出现，一起在南苏丹恩扎拉，另一起在刚果民主共和国扬布库。后者发生在位于埃博拉河附近的一处村庄，该病由此得名。该病毒从野生动物传播给人类，并通过人际传播在人群中传播[60]。EBHF 目前为止主要呈现地方性流行，局限在中非热带雨林和东南非洲热带大草原。非洲以外地区偶有病例报道，未发现有 EBHF 流行。2014 年暴发了至今为止人类历史上最为惨重的 EVD 疫情。此次疫情的病原体主要是 ZEBOV（扎伊尔埃博拉病毒），于 2014 年 2 月首先发生于几内亚，而后大规模疫情传播至利比里亚、塞拉利昂和尼日利亚等几个西非国家，疫情暴发感染及死亡人数都达到历史最高。这次疫情是 1976 年首次发现埃博拉病毒以来涉及地理范畴最大、造成损失最惨重、发病情况最庞杂的埃博拉疫情，累计发生病例数（约 28 000 人）和死亡病例数（约 11 000 人）已超越之前所有埃博拉疫情的总和。2014 年 8 月，WHO 宣布西非 EVD 疫情构成"国际关注的突发公共卫生事件"。2014—2015 年，美国、西班牙、英国和意大利先后报告有 EVD 确诊病例，但埃博拉病毒仅在个别国家和地区间歇性流行，在时空上有一定的局限性[60]。

3. SARS

传染性非典型性肺炎（infectious atypical pneumonia）又称"重症急性呼吸综合征"（sever acute respiratory syndrome，SARS），是一种由 SARS 冠状病毒（SARS-CoV）引起的急性呼吸道传染病。SARS 潜伏期为 1 ～ 16 天，起病急，传染性强，以发热为首发症状，可有畏寒，体温常超过 38 ℃，呈不规则热或弛张热、稽留热等，热程多为 1 ～ 2 周，伴有头痛、肌肉酸痛、全身乏力和腹泻。重症患者病情重，易出现呼吸窘迫综合征。儿童患者的病情似较成人轻。有少数患者不以发热为首发症状，尤其是有近期手术史或有基础疾病的患者[16]。

2002 年 11 月 16 日，中国广东省报告了 SARS 病例，之后几个月内全球五大洲 26 个国家都有病例发生[61]。2003 年 3 月 15 日，WHO 将该病命名为 SARS。至此，世界多个国家宣布出现多起 SARS 病例。2003 年 7 月 13 日，全球 SARS 疫情基本结束，累计确诊患者 8422 例，死亡 919 例，中国大陆累计确诊患者 5327 例，死亡 349 例[62]。

（刘　民　童贻刚）

参考文献

[1] WHO.Pandemic influenza preparedness and response[EB/OL].(2009-03-03)[2021-10-01]. https://www.who.int/publications/i/item/9789241547680.

[2] GRENNAN D.What is a pandemic?[J].JAMA,2019,321(9):910.

[3] WHO.Pandemic influenza risk management guidance: a WHO guide to inform & harmonize national & international pandemic preparedness and response[EB/OL]. (2017-05-31)[2021-10-01].http://www.asset-scienceinsociety.eu/sites/default/files/pirm_withcoverpage_201709_final.pdf.

[4] WHO.Plague[EB/OL].(2017-10-31)[2021-10-01].https://www.who.int/health-topics/

plague#tab=tab_1.

[5] GALY A,LOUBET P,PEIFFER-SMADJA N,et al.The plague:an overview and hot topics[J]. Rev Med Interne,2018,39(11):863-868.

[6] GLATTER K A,FINKELMAN P.History of the plague:an ancient pandemic for the age of COVID-19[J].Am J Med,2021,134(2):176-181.

[7] BRAMANTI B, STENSETH N C, WALLØE L, et al. Plague: a disease which changed the path of human civilization[J]. Adv Exp Med Biol, 2016, 918: 1-26.

[8] 约翰·艾伯斯. 瘟疫：历史上的传染病大流行 [M]. 徐依儿，译. 北京：中国工人出版社，2020.

[9] 刘少才. 席卷欧洲的黑死病 [J]. 生命与灾害，2020(2): 23-25,22.

[10] 约翰·梅里曼. 欧洲现代史 [M]. 焦阳，赖晨希，冯济业，等译. 上海：上海人民出版社，2015: 1242.

[11] BRAMANTI B, DEAN K R, WALLØE L, et al. The third plague pandemic in Europe[J]. Proc Biol Sci, 2019, 286(1901): 20182429.

[12] CLEMENS J D, NAIR G B, AHMED T, et al. Cholera[J]. Lancet, 2017, 390(10101): 1539-1549.

[13] 吴诗品. 霍乱：不该被遗忘的老瘟疫 [J]. 新发传染病电子杂志，2018, 3(4): 198-201.

[14] 刘文明. 十九世纪上半叶霍乱流行的全球史审视 [N]. 光明日报，2015-03-28(11).

[15] Wayback Machine. Smallpox through history[EB/OL]. (2009-10-29)[2009-12-12]. https://en.wikipedia.org/wiki/Pandemic.

[16] UC Davis Magazine. Summer 2006: epidemics on the horizon[EB/OL]. (2008-01-03)[2008-12-11]. http://magazinearchive.ucdavis.edu/issues/su06/feature_1.html.

[17] ScienceDaily. How poxviruses such as smallpox evade the immune system[EB/OL]. (2008-02-01)[2021-10-01]. https://www.sciencedaily.com/releases/2008/01/080131122956.htm.

[18] WHO. Smallpox factsheet[EB/OL]. (2007-09-21)[2007-09-22]. https://www.who.int/health-topics/smallpox#.

[19] DE BALMIS F. Dr. Francisco de Balmis and his mission of mercy, Society of Philippine Health History[EB/OL]. (2013-10-19)[2013-12-12]. http://www.doh.gov.ph/sphh/balmis.htm.

[20] PEARSON J D. Lewis Cass and the politics of disease: the indian vaccination act of 1832[M]. Minneapolis: University of Minnesota Press, 2003.

[21] DE COCK K M . The eradication of smallpox: Edward Jenner and the first and only eradication of a human infectious disease[J]. Nature medicine,2001,7(1):15-16.

[22] World Organisation for Animal Health. Rinderpest: OIE—World Organisation for Animal Health[EB/OL]. (2021-01-31)[2021-10-02]. https://www.oie.int/en/disease/rinderpest/.

[23] 李兰娟. 传染病学 [M].9 版 . 北京 : 人民卫生出版社 , 2018.

[24] JOHNSON N P A S, MUELLER J. Updating the accounts: global mortality of the 1918 - 1919 "Spanish" influenza pandemic[J]. Bull Hist Med, 2002, 7(6): 105-115.

[25] PATTERSON D K, PYLE G F. The geography and mortality of the 1918 in-fluenza pandemic[J]. Bull Hist Med, 1991, 65: 4-21.

[26] TAUBENBERGER J K, MORENS D M. 1918 influenza: the mother of all pan-Demics[J]. Emerg Infect Dis, 2006, 12: 15-22.

[27] LUK J, GROSS P, THOMPSON W W. Observations on mortality during the 1918 influenza pandemic[J]. Clin Infect Dis, 2001, 33: 1375-1378.

[28] KILBOURNE E D. Influenza pandemics of the 20th century[J]. Emerg Infect Dis, 2006, 12: 9-14.

[29] NGUYEN-VAN TAM J S, HAMPSON A W. The epidemiology and clinical impact of pandemic influenza[J]. Vaccine, 2003, 21: 1762-1768.

[30] TUMPEY T M, BASLER C F, AGUILAR P, et al. Characterization of the re-constructed 1918 Spanish influenza pandemic virus[J]. Science, 2005, 310: 77-80.

[31] HORIMOTO T, KAWAOKA Y. Influenza: lessons from past pandemics, warnings from current incidents[J]. Nat Rev Microbiol, 2005, 3: 591-600.

[32] BELSHE R B. The origins of pandemic influenza—lessons from the 1918 Virus[J]. N Engl J Med, 2005, 353: 2209-2211.

[33] SOLHAUG O. Da spanskesyken herjet[M]. And-Ungen, 1998.

[34] ALIGNE C A. Overcrowding and mortality during the influenza pandemic of 1918[J]. Am J Public Health, 2016,106(4): 642-644.

[35] JUOZAPAITIS M, ANTONIUKAS L. Influenza virus[J]. Medicina-Lithuania, 2007, 43(12): 919-929.

[36] MOLLURA D J, MORENS D M, TAUBENBERGER J K, et al. The role of radiology in influenza: novel H1N1 and lessons learned from the 1918 pandemic[J]. J Am Coll Radiol, 2010, 7 (9): 690-697.

[37] WOROBEY M, HAN G Z, RAMBAUT A. Genesis and pathogenesis of the 1918 pandemic H1N1 influenza A virus[J]. Proc Natl Acad Sci U S A, 2014, 111(22): 8107-8112.

[38] WEBSTER R G, SHARP G B, CLAAS E C. Interspecies transmission of influenza viruses[J].

Am J Respir Crit Care Med, 1995, 152(4 Pt 2): S25−30.

[39] VIBOUD C, ALONSO W J, SIMONSEN L. Influenza in tropical regions[J]. PLoS Med, 2006, 3(4): e89.

[40] VIBOUD C, SIMONSEN L, FUENTES R, et al. Global mortality impact of the 1957−1959 influenza pandemic[J]. J Infect Dis, 2016, 213(5): 738−745.

[41] POTTER C W. A history of influenza[J]. J Appl Microbiol, 2001, 91(4): 572−579.

[42] 秦颖, 赵梦娇, 谭亚运, 等. 中国流感大流行的百年历史 [J]. 中华流行病学杂志, 2018, 39(8): 1028−1031.

[43] Sino Biological Inc. Hong Kong Flu (1968 influenza pandemic)[EB/OL]. (2020−03−03) [2021−10−02]. https://www.sinobiological.com/research/virus/1968−influenza−pandemic− hong−kong−flu.

[44] COCKBURN W C, DELON P J, FERREIRA W. Origin and progress of the 1968−69 Hong Kong influenza epidemic[J]. Bulletin of the World Health Organization, 1969, 41(3): 345− 348.

[45] MONTO A S, KENDAL A P. Effect of neuraminidase antibody on Hong Kong influenza[J]. The lancet, 1973, 301(7804): 623−625.

[46] MILLER D L, PEREIRA M S, CLARKE M. Epidemiology of the Hong Kong−68 variant of influenza A2 in Britain[J]. Br Med J, 1971, 1(5747): 475−479.

[47] LINDSTROM S E, COX N J, KLIMOV A. Genetic analysis of human H2N2 and early H3N2 influenza viruses, 1957−1972: evidence for genetic divergence and multiple reassortment events[J]. Virology, 2004, 328(1): 101−119.

[48] CAMERON A S, RODER D M, ESTERMAN A J, et al. Mortality from influenza and allied infections in South Australia during 1968−1981[J]. Medical journal of Australia, 1985, 142(1): 14−17.

[49] WHO. Infection prevention and control in health care for confirmed or suspected cases of pandemic (H1N1) 2009 and influenza−like illnesses[EB/OL]. (2009−06−25)[2021−10−03]. https://www.who.int/csr/resources/publications/SwineInfluenza_infectioncontrol.pdf.

[50] Centers for Disease Control and Prevention (CDC). Swine influenza A (H1N1) infection in two children: Southern California, March−April 2009[J]. MMWR Morb Mortal Wkly Rep, 2009, 58(15): 400−402.

[51] CHOWELL G, BERTOZZI S M, COLCHERO M A, et al. Severe respiratory disease concurrent with the circulation of H1N1 influenza[J]. N Engl J Med, 2009, 361(7): 674−679.

[52] MACKENZIE D. Deadly new flu virus in US and Mexico may go pandemic[EB/OL]. (2009–04–24)[2021–10–03]. https://www.newscientist.com/article/dn17025–deadly–new–flu–virus–in–us–and–mexico–may–go–pandemic/?ignored=irrelevant.

[53] 卢洪洲, 慕永平. 2009 甲型 H1N1 流感回顾与大流行后期应对 [J]. 公共卫生与临床医学, 2010, 10(5): 232–235,239.

[54] DAWOOD F S, IULIANO A D, REED C, et al. Estimated global mortality associated with the first 12 months of 2009 pandemic influenza A H1N1 virus circulation: a modelling study[J]. Lancet Infect Dis, 2012, 12(9): 687–695.

[55] 苗根, 丁翠玲, 彭浩然, 等. 2019 冠状病毒病研究纪实 : 至 2020 年 3 月 11 日 [J]. 中国人兽共患病学报, 2020, 36(5): 341–348.

[56] WHO. Coronavirus (COVID–19) dashboard[EB/OL]. (2022–4–22)[2022–4–25]. https://covid19.who.int/.

[57] 朱翠云, 沈银忠, 卢洪洲. 中东呼吸综合征冠状病毒感染的流行、传播与预防 [J]. 中国感染与化疗杂志, 2014, 14(4): 353–356.

[58] 韩辉, 伍波, 李海山, 等. 2021 年 3 月全球传染病疫情概要 [J]. 疾病监测, 2021, 36(4): 300–302.

[59] 徐鹤峰, 胡桂学. 埃博拉病毒病概述 [J]. 中国人兽共患病学报, 2020, 36(10): 864–872.

[60] WHO. Ebola virus disease[EB/OL]. (2021–02–23)[2021–10–23]. https://www.who.int/news–room/fact–sheets/detail/ebola–virus–disease.

[61] PEIRIS J S, YUEN K Y, OSTERHAUS A D, et al. The severe acute respiratory syndrome[J]. N Engl J Med, 2003, 349(25): 2431–2441.

[62] YANG Y, PENG F, WANG R, et al. The deadly coronaviruses: the 2003 SARS pandemic and the 2020 novel coronavirus epidemic in China[J]. Journal of autoimmunity, 2020, 109: 102434.

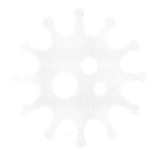

第二章
大流行的实现途径

一、大流行的特征及判定标准

1. 大流行特征

大流行的特征包括疾病蔓延的地理范围广、新发性、严重性、高发病率和爆炸式传播、人群免疫力低[1]。蔓延的地理范围广是指大流行的疾病具有在全球多个国家和地区扩散、流行的特征。新发性是一个相对的概念，它是指引起大流行的疾病多是新出现的，或者与现有病原体的新变异有关。严重性是指大流行的疾病常常是严重的甚至是致命的。高发病率和爆炸式传播是指引起大流行的疾病发病率高、传播非常迅速。人群免疫力低是指人群缺乏对引起大流行疾病的免疫力，不能限制感染和传播。

2. 大流行判定标准

目前，对于传染病的大流行并没有一个严格的判定标准。《国际卫生条例（2005）》只涉及国际关注的突发公共卫生事件的确定[2]。WHO发布的指导性文件明确提到了"大流行"这个概念，但是仅直接适用于流感大流行[3-4]。尽管如此，由于流行特征上与流感具有某些相似性，《流感大流行风险管理指南》中的分级方法也可以为其他突发传染病的风险评估分级提供参考。在大流行判定的具体操作上，WHO根据《流感大流行风险管理指南》进行的大流行阶段划分，本质是全球风险评估，主要以病毒学、流行病学和临床数据为基础[3]。其中，对流感大流行的严重程度评估是全球大流行评估的关键部分，需要3个方面的指标：传播能力、疾病严重程度、对卫生服务部门和其他重要基本服务的影响[4]。此外，风险评估的框架要求考虑危害程度、暴露程度、环境和风险特征，再加上背景评估作为补充[3]。而世界银行的报告则认为，大流行主要是由传染病的地理尺度而不是疾病严重程度确定的[5]。WHO在判定新冠肺炎为"大流行"时，首要考量的还是新冠肺炎的传播速度和规模[6]。总之，大流行并不是一个严格的定义，WHO拥有是否宣布"大流行"的最终决定权，但并没有明确宣布大流行的硬性指标。

二、大流行传染病的特点

1. 病原体特性

（1）传染力

病原体的传播能力是传染病是否具有大流行潜力的决定因素之一[7-8]。疾病续发率和基本再生指数是评价病原体传染力强弱的指标[8-9]。有研究显示，流感病毒家庭续发率在1%～38%[9]，而新冠病毒的家庭续发率约为16.6%，高于SARS冠状病毒（2.4%～12.3%）和中东呼吸综合征冠状病毒（1.8%～8.7%）[9]。目前，有研究发现新冠病毒变异株的传染力增强，续发率提高了10%～70%，家庭续发率也有显著提高[10]。《流感大流行风险管理指南》中估计大流行流感的基本再生数一般为1.1～2.0，1918年流感病毒的基本再生数约为2.0[11]，2009年甲型H1N1流感病毒的基

本再生数为 $1.1 \sim 1.8^{[12\text{-}14]}$。新冠病毒原始株的基本再生数为 $2.2 \sim 2.7$，高于其他冠状病毒和大流行性流感病毒[15]，而中东呼吸综合征冠状病毒的基本再生数小于 1（约为 0.69），相应的疾病也没有发生大流行[16]。

（2）致病力

致病力指病原体侵入宿主后引起疾病的能力，病原体相关的致病力取决于病原体在体内繁殖的速度、所致组织损伤的程度及病原体产生毒素的毒性，可用暴露者中发生临床疾病者的比例来衡量。《流感大流行风险管理指南》建议，WHO 在卫生应急风险管理中应该评估和监测循环流感病毒的致病力[3]。在繁殖速度方面，病毒的高复制速率能使病毒具有很强的可塑性，这种可塑性有利于病原体对宿主的适应性、动物源性传染病的跨种传播及免疫逃逸[17]。例如，鼠疫虽然在历史上发生过 3 次大流行，但是鼠疫耶尔森菌相对较慢的复制速度不利于传播，鼠疫耶尔森菌复制加倍的时间为 1.25 小时[17]。在产生毒素的毒性方面，曾引起多次大流行的霍乱弧菌本身的致病力不强，但是产生的霍乱肠毒素是引起霍乱症状的主要致病物质。

（3）毒力

毒力指病原体感染机体后引起严重病变的能力，可以用病死率和重症病例的比例来评价。病死率指一定时期内因某病死亡者占该病患者的比例。引起大流行的传染病需要有一个"低但显著"的病死率[17]，这是符合宿主密度阈值定理的[18]。此次大流行的新冠肺炎全球病死率约为 2%[19]，低于 SARS（11%[20]）和中东呼吸综合征（约 35%[21]），但这一病死率相对来说又是显著的，比典型的季节性流感（0.1%）高出许多倍，介于 1957 年亚洲流感（0.6%）和 1918 年流感（2.5%）之间[22]，高于 2009 年甲型 H1N1 流感（0.02% $\sim$ 1.2%）[23-24]。

（4）变异性

引起大流行的病原体具有容易发生变异的特点。微生物的遗传不稳定性（genetic instability of microorganisms）是一种固有特性，可以使微生物快速进化以适应不断变化的生态位，尤其是流感病毒、黄病毒、肠道病毒和冠状病毒等 RNA 病毒印证了这一点，它们天生存在缺陷或缺乏聚合酶错误校正机制，往往有成百上千种遗传变异株[9]。学者们认为，RNA 病毒比 DNA 病毒具有更高的大流行威胁，因为 RNA 病毒的遗传稳定性较低，从而使得 RNA 病毒更加具有易适应性[17]。例如，流感病毒引起流感大流行主要是其血凝素和神经氨酸酶的抗原性容易发生变异所致，其抗原变异幅度大，形成了新亚型。在流感病毒的各种型中，甲型流感病毒的抗原变异最容易发生，它与历史上几次流感的世界性大流行密切相关[1]。而且，由于流感病毒是不可预测的，从而无法确定各类变异怎样组合将导致下一次大流行性流感病毒出现，预测下一次大流行几乎是不可能的[3]。

2. 潜伏期

相对较短的潜伏期会使接触追踪和隔离等措施难以阻止大流行性的传播。大流行性流感的潜伏期为 1～3 天[3]。甲型流感的中位潜伏期约为 1.4 天[25]，一项使用澳大利亚海事统计数据的早期研究表明，1918 年流感的平均潜伏期为 1.4 天[26]，2009 年甲型 H1N1 流感的平均潜伏期约为 2 天[23]；冠状病毒的潜伏期比流感病毒长，SARS 的平均潜伏期为 4～6 天[25]，新冠肺炎的平均潜伏期约为 5.7 天[27]。在潜伏期、症状出现前或仅出现轻微症状时具有传染性的疾病有更大的传播机会，因为被感染者能够在不受或很少受症状影响的情况下开展日常活动。症状发展前的病毒传播会使筛查和分离临床患者等方法难以阻止大流行性流感的传播[3]。例如，新冠肺炎在潜伏期即具有传染性，无症状和症状出现前感染者可能是病毒传播的重要驱动力[28]，发病后 5 天的传染性较强[29]，而 SARS-CoV-1 病毒在患病的前 5 天很少传播[9]。相反地，全球唯一被消灭的传染病天花，是一种在潜伏期内不具传染性的疾病[30]。

3. 传播途径

如果能够实现持续性的人际传播，则每种传播途径都能够引起大流行，但有的传播途径比其他传播途径更难以干预。在各种传播途径中，经呼吸道传播是最有可能导致大流行传播的机制，因为人际传播会更为容易[31]。当简单而普遍的呼吸行为可以传播病原体时，阻断这种传播方式的干预措施就更难实施。流行病学和实验证据表明，通过呼吸道传播的病原体可以促成传染病的流行或大流行[31]。例如，肺鼠疫患者痰中的鼠疫耶尔森菌可借飞沫构成人与人之间的传播，造成人间的大流行[26]；主要经呼吸道传播的流感、肺结核、百日咳、麻疹等传染病也证明了这一点[31]。

相比之下，通过粪口、体液或血液、虫媒等途径传播的传染病，更加容易通过干预措施来阻断传播，发生大流行的风险较低。通过粪口途径传播的病原体，如霍乱弧菌和甲型肝炎病毒，可以引起疫情暴发，而且历次较广泛的霍乱流行或暴发多与水体被污染有关；但是，通过普遍提供安全的饮用水和适当的卫生设施能够抑制疫情的暴发和流行[32]。经体液或血液传播的传染病可以通过佩戴手套等隔离体液或血液的防控措施来阻止传播。对于虫媒传播的传染病，它们的流行容易受到地理和气候的限制，但因为传播媒介分布的地理范围广，也具有较高的大流行潜力[33-34]，如登革热、寨卡等虫媒传染病。

4. 人群易感性和免疫力

易感人群是影响传染病流行的一个重要因素，大流行的前景同样也取决于人群的易感性[3]。当大多数人对某种甲型流感病毒基本或完全没有免疫力，且这种病毒获得了持续性人际传播能力进而导致全社区暴发时，就会发生流感大流行，此类病毒有可能在全世界范围内迅速蔓延，造成大流行[4]。例如，甲型流感病毒一般每隔 10～15 年发生一次抗原转变，形成新的亚型，因为人类对其缺乏免疫力，可引起大流行[4]。2019 年，麻疹在美国暴发，主要就是接种麻疹疫苗的人数减少，人群免疫力降低，失去阻断传染病传播的结果[35]。然而，当人群免疫力足够高（免疫人口在人群中比例为 $1-1/R_0$）时，不仅免疫人口自身不发病，还能在人群中形成免疫屏

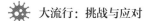

障，阻断或终止传染病的流行[35]。例如，通过在全球范围内推广疫苗，提高人群免疫力，困扰人类至少3000年的大流行病——天花被消灭[30]。

5. 预防或治疗方法

当没有有效的预防或治疗方法时，传染病容易发生大流行。例如，随着医疗卫生水平的不断提高，通过接种疫苗等预防措施，1979年天花被消灭了；从1935年的磺胺类药物到1942年的青霉素，抗菌疗法的发展使得鼠疫、霍乱也可以被有效控制，细菌性病原体引起大流行的能力被严重限制[17]。但是，目前抗病毒的特效药物较为缺乏。虽然针对流感病毒的神经氨酸酶的抗病毒药物已被开发用于预防和治疗流感，然而这些抗病毒药物的作用仍然有限[10]。而且，某些RNA病毒如流感病毒容易发生变异，疫苗的预防效果并不理想，需要不断研发新的流感疫苗。因此，病毒被列为大流行风险最高级别的病原体[17]。

近年来病原体耐药性的问题凸现。抗生素几十年来一直被用于治疗霍乱，然而随着时间的推移，从非洲分离的霍乱弧菌对抗生素的耐药性越来越强[36]。当甲型H1N1流感病毒作为季节性甲型流感病毒传播时，曾检测出其对抗病毒药物奥司他韦的耐药性：2008年1月，挪威首次报告了对奥司他韦耐药的甲型H1N1流感病毒，该病毒在未来两个月内传播到北半球大部分地区[37]。尽管耐药病毒株的检出率不高，但在2009年甲型H1N1流感大流行时由奥司他韦耐药的病毒导致的社区传播仍然令人担忧[38]。为此，对流感大流行基于国家和地区的风险评估时，需要考虑病毒对抗病毒药物的耐药性[3]。

三、传染病大流行的影响因素

1. 气候因素

病原体都有生长、存活和传播的特定环境，降水、温度、湿度及紫外线辐射强度是该特定环境的一部分，气候因素对各种传染性疾病的流行有不同的影响。气候因素既可以直接通过对病原微生物及其媒介的影响而起作用，也可以间接通过影响生态环境及人类行为起作用[39]。

（1）气候因素可直接影响病原体的繁殖速度

病原体的繁殖速度与周围环境温度成正比。一般而言，人体的温度足以使病原微生物繁殖，但环境温度可能降至远低于繁殖温度的临界阈值[39]。例如，疟疾、登革热等疾病的病原体在蚊子、苍蝇、扁虱或其他冷血节肢动物体内繁殖，这些病原体对温度敏感。病原体繁殖所需的时间可能随环境温度的变化而急剧变化，低于某个温度阈值时甚至停止繁殖。霍乱对温度也很敏感，霍乱弧菌的繁殖对环境最低温度有要求[40]。

（2）气候因素可直接影响病原体的运动

许多病原体必须被动地通过流动的空气或水，从而完成长距离宿主间的传播。例如，引起球虫病的微生物，被干燥多尘的风从土壤中卷起从而进行传播，隐孢子虫病有时被暴雨冲刷到饮水蓄水池而进行传播[39]。

（3）气候因素可影响媒介及宿主动物的繁殖和活动[39]

许多节肢动物媒介的地理分布受到最低和最高温度、湿度和繁殖地点的限制。气象变量也会影响媒介生命周期及活动范围从而影响病原体传播。例如，全球气候变暖，蚊子活动季节延长，活动区域扩大，病毒在蚊子体内增殖活跃，登革病毒的致病力和毒力增强，登革热的流行范围从热带、亚热带向温带地区扩展[1]；热带风暴和冷锋等天气事件也可能会影响候鸟的迁徙和栖息，这些候鸟也可以跨越大陆和海洋，传播西尼罗热和致病禽流感，在人类中引发大流行[41-42]。

（4）气候因素可通过影响生态环境产生间接作用

天气和气候变化可以通过改变当地生态系统导致流行病的发生。例如，在坦桑尼亚，已经有证据表明气候变化带来的降水和温度升高导致了霍乱、裂谷热和非洲锥虫病等疾病的多次暴发[43]。气候变化带来的生态系统不稳定还可导致宿主和传染病病因之间产生新的相互作用，导致传染病的流行。

（5）气候因素可通过影响人类的生活习惯和机体抵抗力产生间接作用

天气变化改变人们活动方式，并影响传染病传播速率。例如，夏季天气炎热，人们喜食生冷食品，增加了肠道传染病发生的机会；冬季气候寒冷，人们在室内活动的时间增多，导致呼吸道传染病发病率升高。

（6）极端天气可影响传染病传播

与天气有关的灾害可能导致传染病暴发，如洪水灾害可通过以下因素导致传染病暴发[43]：①无法提供安全饮用水，造成灾区水源性和食源性疾病暴发的风险增加；②人群被安置在临时安置点，居住环境拥挤，接触的机会增加，从而造成直接接触传播与经呼吸道传播的传染病的发生风险加大；③食物安全难以保障，加之基本生活条件被破坏，很容易造成食物中毒及食源性肠道传染病流行；④由于缺乏庇护，人群对病媒的接触机会增多；⑤由于食品供应的困难及生活习惯的改变，部分人群容易出现营养不良，造成免疫力降低，容易感染各种疾病；⑥灾区人员流动性大，导致传染病流行和暴发的风险增大；⑦灾害可能造成灾区的常规医疗和卫生服务系统严重受损和被破坏，短期内卫生服务可及性降低甚至中断。

2. 地理因素

各种传染病的分布与所处地区的地理环境联系紧密。例如，猩红热多发生在温带和寒带，热带少见。霍乱常发生于印度，和该地水为碱性适宜霍乱弧菌生存有关。副霍乱疫区在印度尼西亚的苏拉威西岛，是因为这里滨海盐碱区是该病发生的自然条件。中国的血吸虫病主要流行于长江流域以南有传播媒介（钉螺）存在的地区。疟疾主要流行于按蚊孳生的地区。钩虫病分布在湿热地区，因其幼虫需在湿热的土壤中发育。森林脑炎是由病毒引起的自然疫源性疾病，主要分布在欧洲及亚洲北部的森林地带，这种环境适合森林蜱（传播媒介）的孳生[44]。鼠疫曾在中国围场发生和鼠类在此大量繁殖有关。钩端螺旋体病是由致病性钩端螺旋体引起的一种自然疫源性急性传染病，东南亚流行较严重，在北极圈附近永久性冻土地带也发现了该病的疫源地，中国南方水稻区多发此病，鼠类为主要传染源[44]。

一些改变地理条件的人类活动都可能引起传染病的发生。开垦荒地、森林砍伐和修建水坝等经济建设，常常导致生态条件改变引起传染病的流行。例如，疟疾的传播媒介往往存在于阳光充足、含有水洼的土地上，因此影响病媒孳生地日照量的地膜变化（开垦荒地、森林砍伐等）可以改变疟疾传播的动态。

3.社会因素

（1）生产生活活动

人类历史上，由病毒造成的新型传染病层出不穷，近百年来每年大约有两种新的病毒从它们的自然宿主传播到人类[45]。大多数新的大流行病都是人畜共患病，是由病原体引起的[46]，如人类历史上最具破坏性的几次传染病大流行，包括鼠疫、西班牙流感等。

野生动物与牲畜是大多数人畜共患病的主要感染来源。野生动物源性病原体广泛分布在印度、西非和中非及亚马孙盆地等地。牲畜源性病原体主要集中在畜牧生产系统密集的地区。野生动物与牲畜导致人畜共患病的风险因素包括森林砍伐、野生动物贸易、农业牧业集约化等生产生活活动[47]，这些因素通过扩大了野生动物和牲畜与人之间的接触机会，增加了病原体物种间传播的可能。

（2）森林砍伐

森林砍伐是影响人类传染病暴发的重要因素。一方面，人们砍伐森林、扩张土地，会导致动物栖息地破碎化，生物多样性也会不可避免地下降，而生物多样性的丧失通常会导致少数物种取代多数物种，可能导致一些人畜共患病的病原体宿主种类增加，增加了向人类传播的可能[48]。科学家从世界各地的数百个生态研究中收集了超过 320 万份记录，发现随着自然景观向城市景观的转变，以及生物多样性的普遍下降，传播人类疾病的物种数量有所增加，具体包括 143 种哺乳动物，如蝙蝠，以及啮齿类动物和灵长类动物[48]。另一方面，森林砍伐和森林破碎化也增加了人与野生动物的接触机会，如动物走出森林觅食，人类进入森林采集木材，这给病原体的传播制造了条件。病原体传播受到接触率、易感人群和牲畜的丰度，以及受感染野生宿主的丰度影响。接触率随森林边缘（人类为木材生产和农业活动修建道路或砍伐森林时产生）的长度而变化。研究表明，当原始森林覆盖面积消失超过 25% 时[49]，人类及其牲畜接触野生动物的机会增多，因此也导致了疾病传播风险的增加；当原始森林覆盖面积消失达到 50% 时，此时森林边缘长度最大，此后牲畜和人群的丰度会迅速超过野生动物，从而预计病原体传播量会下降，但因此产生的疫情规模会更大[49]。

许多疾病与森林砍伐有关，如埃博拉。研究表明，森林砍伐和疫情暴发的时间之间存在很强的联系，以前未受影响的地区现在却发现了埃博拉疫情，其共同特征之一就是人类活动和森林砍伐增加。果蝠是埃博拉病毒的宿主，它们的自然栖息地遭到破坏，迫使它们接近人类居住地寻找食物，从而传播疾病。这些因素导致受感染的野生动物和人类之间更频繁的接触，从而导致疾病流行[50]。果蝠还是尼帕病毒、SARS 冠状病毒及新冠病毒的可能宿主。果蝠在森林的栖息地受到破坏时有可能在人类居住区附近觅食，这也是西非、马来西亚、孟加拉国和澳大利亚出现新型病毒的重要因素[51]。此外，西非的拉沙热和北美的汉坦病毒综合征等传染病的暴发也与砍伐森林有关[52]。

（3）肉食消费扩大

在全球肉食消费扩大的背景下，肉类消费的增长导致牲畜数量急剧增加。牲畜经常作为致病性病原体感染人体的中转站，因此不断增多的牲畜也导致了传染病的扩散和新疾病的出现。例如，几乎所有的高致病性禽流感都来自家禽[53]，猪也可以作为流感和其他病毒人畜共患传播的中间来源，如尼帕病毒（果蝠→猪→人类）和猪急性腹泻综合征冠状病毒（蝙蝠→猪）[54]。

肉食消费扩大也导致了对野生动物需求的增多。当前，全球野生动物市场年交易额达数十亿美元，全球对野生动物的需求导致人们进入森林狩猎野生动物，在城市和农村地区的市场出售。合法和非法的野生动物贸易使野生动物与猎人、商人、消费者等所有参与贸易的人有所接触。与此贸易活动相关的人群面临不同的风险因素。狩猎（跟踪、捕捉、处理）和贩运野生动物可能与携带或感染病原体的宿主直接接触。而屠宰显然比运输、销售、购买和食用更易发生经血液途径导致的病原体传播。研究也表明，猎杀非人类灵长类动物的风险尤其高，在猎杀黑猩猩等与人类最接近的物种时风险更大[53]。

美国是世界上最大的野生动物进口国之一。过境条件、进口时缺乏健康检查及进口前后储存动物的仓库都与活体动物市场相似，所有这些都有利于疾病的传播[55]。由于野生动物贸易给疾病的出现和传播带来了风险，而且与养殖野生动物相关的健康和安全法规往往不够充分，2020年2月中国全国人大常委会宣布全面禁止非法野生动物交易，革除滥食野生动物陋习，逐步淘汰这一产业[56]。

肉食消费的扩大也使得菜市场成为人类接触病原体的重要场所。菜市场仍然是亚洲和非洲大部分地区肉类采购的主要来源[57]。菜市场遍布亚洲、非洲和拉丁美洲，是牲畜和野生动物贸易网络的重要节点。一方面，菜市场聚集着不同地区的动物，可能携带多种病原体；另一方面，菜市场往往卫生条件差、拥堵和缺乏清洁水，这也使得病原体更容易传播。在东南亚，菜市场中禽流感和其他人畜共患病的感染风险特别高[57-58]。类似地，在西非和南亚等地，农村和城市市场销售的野生动物，导致了人类感染埃博拉和亨德拉等病毒[59]。

（4）生活环境和卫生条件

人口密度是影响传染病流行的重要因素。人口密度大，意味着受感染者与易感人群接触的可能性较高，这也导致经呼吸道传染病和肠道传染病的传播更容易[60]。东南亚的快速城市化、人口急剧增长及城市蚊虫病媒的传播，被认为是登革热在该地区流行的主要原因。一些其他国家的研究也发现，在人口密度高的城市地区，霍乱发病率较高[61]。

贫穷也对传染病流行有深远影响，但有时很难将人口密度的影响与贫穷导致的其他影响（如营养不良、医疗卫生条件差等）区分开来。营养不良和热量不足会削弱个人的免疫系统，与许多传染病的发生有关。此外，缺乏清洁水和医疗卫生条件差等环境因素会扩大疾病传播率，增加传染病的发病率和死亡率。

当今全球，仍有大量人居住在贫民窟或棚户区，特点是居住环境拥挤、住房条件差、缺乏淡水和卫生设施。例如，坦桑尼亚达累斯萨拉姆的霍乱感染与贫民窟有关。贫民窟可能也是结核病等传染病的孳生地。针对孟加拉国达卡市贫民窟的研究也表明，该地结核病的发病率很高，几乎是全国平均水平的两倍，比城市总体水平高4倍[62]。

居住环境拥挤、缺乏安全饮用水，也使得居民更容易受到经土壤传播的蠕虫感染，这些感染是身体和智力发育迟缓的最重要原因之一，对公众健康有重大影响[63]。医疗卫生条件，特别是卫生防疫措施的恶化或改善，对促进或抑制传染病传播起着重要作用。例如，在计划免疫工作推行较好的地区，脊髓灰质炎、麻疹、结核病、百日咳、白喉及破伤风的发病率与死亡率就会下降。

（5）人口流动

人口流动并非身体的简单位移，它往往意味着地理、文化环境、个体的社会地位及生活方式的变化。一方面，流动的人口能扮演病原携带者的角色，将各种病菌、病毒或寄生虫传播到原本不存在这些病源的地方；另一方面，流动的人口将暴露于流入地特有的病源，成为健康威胁的受害者。除了病原体外，流动人口到达目的地之后，对当地地理环境、风俗习惯、生活方式、饮食习惯等各方面的不适应，可能会导致免疫力下降，更容易感染常见传染病[64]。

　　流动人口中传染病高发的危险因素较为复杂，不同的流动人口罹患各类传染病的危险因素各不相同。消化道传染病主要对国际劳工、难民、非法国际移民、被迫移民等迁移后处境比较差的移民影响较大。经媒介传播的传染病与人群居住环境拥挤、居住地蚊虫孳生等因素有关[64]。呼吸道传染病对流动比较频繁的人口影响较大，如联合国标准中的国际劳工，卡斯尔斯标准中的临时性劳力工、家庭团聚类移民和归国移民等都有影响。这些人容易将原居地的传染病带入移居地。同时对当地的地理环境、生活方式、饮食习惯等的不适应，以及工作时间长、工作环境差等因素也容易降低身体的免疫力，从而成为迁入国某些呼吸道传染病的易感人群。接触性传染病中以艾滋病疫情的全球蔓延受人口流动的影响最大。从事服务业、娱乐业的流动人口是性病特别是艾滋病的高危人群[64]。

　　（6）社会稳定

　　社会是否稳定常常间接影响传染病的流行。经济危机、战争或动乱、难民潮等因素会促进传染病的传播和蔓延。例如，第一次世界大战期间塞尔维亚伤寒流行，造成15万人死亡，其中大多数是平民。在非洲，因战争和种族冲突，导致政局动荡、卫生服务机构被破坏，难民迁移和外逃造成了霍乱的发生和流行。社会、政治环境的恶化造成生态环境被破坏，导致人群集聚和流动，加快了传染病的传播速度，使其流行范围扩大并超出了国界[44]。

　　（7）旅游和贸易

　　旅游和贸易也是导致传染病发生和流行的重要因素，并且容易引发疾病大流行。近年来，交通科技的进步带动了全球旅游业的蓬勃发展，促进了全球人口的流动。2001年，全球国际旅客人数接近7亿人次，2018年达14亿人次[65]。短期旅行的增加给传染病的全球蔓延提供了沃土。有些病原体只在特定的生物群落中循环，野外旅游增加了人与啮齿类动物、媒介生物的接触，游客往往没有采取适当的昆虫叮咬保护措施或接种疫苗，导致人群引入了新的病原体，继而导致病原体在人群中传播。由于交通的便利，传染病可以在几十个小时内迅速传播到世界各地。货物运输和国际贸易也可能增加传染病的传播，因为运输工具本身也会将病原体传播到新的地区。疟疾和黄热病可通过蚊虫叮咬旅游者，从而将疾病传播到其他国家；莱姆病可通过旅行者与传播媒介蜱接触密切者在全球广泛传播；现代交通可将汉坦病毒等病原体的鼠类宿主带到世界各地，从而导致汉坦病毒综合征的传播。热带和亚热带地区是受欢迎的旅游地，也是登革热的流行地。前往流行登革热的国家旅行可能有助于疾病的传播，这也可能是近些年登革热发病率上升的主要原因之一[66]。

（8）城市化

一些地区城市化进程过快，造成了居住环境过度拥挤、住房条件差、卫生设施和排污设施欠缺等隐患。例如，孟买、里约热内卢、雅加达和约翰内斯堡等城市中心拥有庞大的非正式居住区或贫民窟。城市贫民窟中疾病的流行率更高，并且无论是结核病、艾滋病等传染病，还是癌症等非传染性疾病，合并感染其他疾病的风险都增加了[67-68]。

城市化使得一些传统上被视为农村的传染病转移到了城市环境中。由原生动物利什曼原虫引起的利什曼病影响到1200万人，威胁着88个不同国家的3.5亿人。利什曼病可以通过沙蝇传播。当农村移民把他们的家养动物带到城市（通常是贫民窟），为城市传播利什曼病创造了有利条件[69]。美洲锥虫病曾经完全局限于美洲区域的农村地区——主要是拉丁美洲。但是在过去的几十年间，由于人口流动，大多数感染者生活在城市环境中，使得这种疾病已经蔓延到其他大洲[70]。

（9）政策干预和公共卫生服务

政府对传染病预防控制的重视程度直接影响传染病的流行与蔓延。例如，对传染源进行严格的管理，包括阻止传染源从境外输入、隔离、治疗等措施，可以有效控制疾病的扩散。中国非常重视对传染源的管理，先后颁布了《中华人民共和国国境卫生检疫条例》《中华人民共和国国境卫生检疫法》，以防止检疫传染病从国外输入；颁布了《中华人民共和国传染病防治法》，对传染病采取积极的治疗，对危害较大的传染源实行严格的隔离制度，以防止传染病的蔓延。这些对中国传染病的控制都起到了非常重要的作用。在新冠肺炎大流行期间，世界各国和地方政府推出了各种社会政策，包括封城、旅行限制和停工停学。这些措施通过限制人际接触，减少了新冠病毒的传播。

公共卫生服务的提供可显著影响疾病的传播。疫苗接种是防止个体感染病原体的有效措施，可以显著降低人群中传染病的发病率。天花是第一个通过疫苗接种和有针对性干预被消灭的传染病。脊髓灰质炎也是通过疫苗接种正在接近根除。在许多地区，儿童传染病，如麻疹和水痘等也因接种疫苗，已经得到了很好的控制。改善人群营养状况、改善环境卫生条件和水质状况等公共卫生措施都是降低人群中传染病流行的有效干预措施。

（梁万年　刘　民）

参考文献

[1] QIU W, RUTHERFORD S, MAO A, et al. The pandemic and its impacts[EB/OL].(2017–12–31)[2021–10–11]. http://hcs.pitt.edu/ojs/index.php/hcs/article/view/221.

[2] WHO. 国际卫生条例 [EB/OL].(2005–5–23)[2021–10–11]. https://www.un.org/zh/documents/treaty/files/WHO–2005.shtml.

[3] WHO. Pandemic influenza preparedness and response[EB/OL]. (2009–03–03)[2021–10–11]. https://www.who.int/publications/i/item/9789241547680.

[4] WHO. Pandemic influenza risk management guidance: a WHO guide to inform & harmonize national & international pandemic preparedness and response[EB/OL]. (2017–05–19)[2021–10–10]. https://www.who.int/publications/i/item/WHO–WHE–IHM–GIP–2017.1.

[5] JAMISON D T, GELBAND H, HORTON S, et al. Disease control priorities: improving health and reducing poverty[R]. Washington (DC): The International Bank for Reconstruction and

Development,The World Bank, 2017: 1−500.

[6] WHO 总干事谭德塞博士 . WHO 总干事 2020 年 3 月 12 日在 2019 冠状病毒病
（COVID−19）疫情代表团通报会上的讲话 [EB/OL]. (2020−03−12)[2021−10−10].
https://www.who.int/zh/director−general/speeches/detail/who−director−general−s−opening−
remarks−at−the−mission−briefing−on−covid−19−−−12−march−2020.

[7] FINEBERG H V. Pandemic preparedness and response−−lessons from the H1N1 influenza of
2009[J]. N Engl J Med, 2014, 370(14): 1335−1342.

[8] LIU Y, EGGO R M, KUCHARSKI A J. Secondary attack rate and superspreading events for
SARS−CoV−2[J]. Lancet, 2020, 395(10227): e47.

[9] LEUNG N H L. Transmissibility and transmission of respiratory viruses[J]. Nat Rev Microbiol,
2021, 19(8): 528−545.

[10] MADEWELL Z J, YANG Y, LONGINI I M, et al. Household transmission of SARS−CoV−2:
a systematic review and meta−analysis[J]. JAMA Netw Open, 2020, 3(12): e2031756.

[11] ANDREASEN V, VIBOUD C, SIMONSEN L. Epidemiologic characterization of the 1918
influenza pandemic summer wave in Copenhagen: implications for pandemic control
strategies[J]. J Infect Dis, 2008, 197(2): 270−278.

[12] FRASER C, DONNELLY C A, CAUCHEMEZ S, et al. Pandemic potential of a strain of
influenza A (H1N1): early findings[J]. Science, 2009, 324(5934): 1557−1561.

[13] LESSLER J, DOS SANTOS T, AGUILERA X, et al. H1N1pdm in the Americas[J].
Epidemics, 2010, 2(3): 132−138.

[14] OPATOWSKI L, FRASER C, GRIFFIN J, et al. Transmission characteristics of the 2009
H1N1 influenza pandemic: comparison of 8 southern hemisphere countries[J]. PLoS Pathog,
2011, 7(9): e1002225.

[15] PETERSEN E, KOOPMANS M, GO U, et al. Comparing SARS−CoV−2 with SARS−CoV
and influenza pandemics[J]. Lancet Infect Dis, 2020, 20(9): e238−e244.

[16] BREBAN R, RIOU J, FONTANET A. Interhuman transmissibility of Middle East respiratory
syndrome coronavirus: estimation of pandemic risk[J]. Lancet, 2013, 382(9893): 694−699.

[17] ADALJA A, WATSON M, TONER E, et al. The characteristic of pandemic pathogens[EB/
OL]. (2018−05−10)[2021−10−11]. https://www.centerforhealthsecurity.org/our−work/
publications/the−characteristics−of−pandemic−pathogens.

[18] CRESSLER C E, MC L D, ROZINS C, et al. The adaptive evolution of virulence: a review of
theoretical predictions and empirical tests[J]. Parasitology, 2016, 143(7): 915−930.

[19] WHO. WHO coronavirus (COVID−19) dashboard[EB/OL]. (2021−10−11)[2021−10−11]. https://covid19.who.int/.

[20] WHO. Consensus document on the epidemiology of severe acute respiratory syndrome (SARS)[EB/OL]. (2003−05−17)[2021−10−11]. https://www.who.int/csr/sars/WHOconsensus. pdf?ua=1.

[21] WHO. Middle East respiratory syndrome coronavirus (MERS−CoV)[EB/OL]. (2019−03−11) [2021−10−11]. https://www.who.int/news−room/fact−sheets/detail/middle−east−respiratory− syndrome−coronavirus−(mers−cov).

[22] GATES B. Responding to Covid−19 – a once−in−a−century pandemic?[J]. N Engl J Med, 2020, 382(18): 1677−1679.

[23] USCDC. 2009 H1N1 pandemic (H1N1pdm09 virus)[EB/OL]. (2019−06−11)[2021−10−11]. https://www.cdc.gov/flu/pandemic−resources/2009−h1n1−pandemic.html.

[24] CHOWELL G, ECHEVARRÍA−ZUNO S, VIBOUD C, et al. Characterizing the epidemiology of the 2009 influenza A/H1N1 pandemic in Mexico[J]. PLoS Med, 2011, 8(5): e1000436.

[25] LESSLER J, REICH N G, BROOKMEYER R, et al. Incubation periods of acute respiratory viral infections: a systematic review[J]. Lancet Infect Dis, 2009, 9(5): 291−300.

[26] NISHIURA H. Early efforts in modeling the incubation period of infectious diseases with an acute course of illness[J]. Emerg Themes Epidemiol, 2007, 4: 2.

[27] 万时雨, 刘珏, 刘民. 新型冠状病毒肺炎潜伏期的研究进展 [J]. 科学通报, 2021, 66(15): 1802−1811.

[28] 刘巧, 刘珏, 刘民. 无症状感染者对 COVID−19 流行的影响及其防控措施研究 [J]. 中国全科医学, 2021, 24(8): 917−922.

[29] 国家卫生健康委. 新型冠状病毒肺炎诊疗方案（试行第八版）[EB/OL]. (2021−04−14) [2021−10−11]. http://www.gov.cn/zhengce/zhengceku/2021−04/15/5599795/files/e9ce8379 32e6434db998bdbbc5d36d32.pdf.

[30] WHO. Smallpox[EB/OL]. (2021−05−26)[2021−10−11]. https://www.who.int/health−topics/ smallpox#tab=tab_1.

[31] HERFST S, BÖHRINGER M, KARO B, et al. Drivers of airborne human−to−human pathogen transmission[J]. Curr Opin Virol, 2017, 22: 22−29.

[32] CLEMENS J D, NAIR G B, AHMED T, et al. Cholera[J]. Lancet, 2017, 390(10101): 1539− 1549.

[33] USCDC. Potential range of aedes Aegypti and aedes albopictus in the United States,

2017[EB/OL]. (2020−03−11)[2021−10−11]. https://www.cdc.gov/mosquitoes/mosquito-control/professionals/range.html.

[34] WHO. Dengue and severe dengue[EB/OL]. (2021−05−19)[2021−10−11]. https://www.who. int/news−room/fact−sheets/detail/dengue−and−severe−dengue.

[35] PATEL M, LEE A D, REDD S B, et al. Increase in measles cases − United States, January 1−April 26, 2019[J]. MMWR Morb Mortal Wkly Rep, 2019, 68(17): 402−404.

[36] WEILL F X, DOMMAN D, NJAMKEPO E, et al. Genomic history of the seventh pandemic of cholera in Africa[J]. Science, 2017, 358(6364): 785−789.

[37] WHO. 甲型 H1N1 流感病毒对奥司他韦的耐药性：初步总结和未来规划 [EB/OL]. (2013−04−01)[2021−10−11]. http://www.who.int/influenza/patient_care/antivirals/oseltamivir_summary/en/.

[38] HURT A C, CHOTPITAYASUNONDH T, COX N J, et al. Antiviral resistance during the 2009 influenza A H1N1 pandemic: public health, laboratory, and clinical perspectives[J]. Lancet Infect Dis, 2012, 12(3): 240−248.

[39] GELLER L. Under the weather: climate, ecosystems, and infectious disease[J]. Emerg Infect Dis, 2001, 7(7): 606−608.

[40] COSTELLO A, ABBAS M, ALLEN A, et al.Managing the health effects of climate change[J]. Lancet, 2009, 373(9676): 1693−1733.

[41] RAPPOLE J H, DERRICKSON S R, HUBÁLEK Z. Migratory birds and spread of west nile virus in the western hemisphere[J]. Emerg Infect Dis, 2000, 6(4): 319−328.

[42] WHO. 气候变率如何影响卫生 [EB/OL]. (2012−10−29)[2021−10−12]. https://www.who. int/zh/director−general/speeches/detail/how−climate−variability−affects−health.

[43] 中国疾病预防控制中心 . 自然灾害卫生应急工作指南（2010 版）[EB/OL]. (2010−12−31)[2021−10−12]. https://www.chinacdc.cn/jkzt/tfggwssj/gl/201801/P020180104570241630103.pdf.

[44] 张振开 . 环境因素与传染病流行 [J]. 公共卫生与预防医学 , 2009, 20(3): 64−66.

[45] DOBSON A P, PIMM S L, HANNAH L, et al. Ecology and economics for pandemic prevention[J]. Science, 2020, 369(6502): 379−381.

[46] LLOYD−SMITH J O, GEORGE D, PEPIN K M, et al. Epidemic dynamics at the human−animal interface[J]. Science, 2009, 326(5958): 1362−1367.

[47] MADHAV N, OPPENHEIM B, GALLIVAN M, et al. Disease control priorities: improving health and reducing poverty[R]. 3rd ed. Washington (DC): The International Bank for

Reconstruction and Development / The World Bank, 2017: Chapter 17.

[48] GIBB R, REDDING D W, CHIN K Q, et al. Zoonotic host diversity increases in human-dominated ecosystems[J]. Nature, 2020, 584(7821): 398-402.

[49] FAUST C L, MCCALLUM H I, BLOOMFIELD L S P, et al. Pathogen spillover during land conversion[J]. Ecol Lett, 2018, 21(4): 471-483.

[50] OLIVERO J, FA J E, REAL R, et al. Recent loss of closed forests is associated with Ebola virus disease outbreaks[J]. Sci Rep, 2017, 7(1): 14291.

[51] PLOWRIGHT R K, FOLEY P, FIELD H E, et al. Urban habituation, ecological connectivity and epidemic dampening: the emergence of Hendra virus from flying foxes (Pteropus spp.)[J]. Proc Biol Sci, 2011, 278(1725): 3703-3712.

[52] HEYMANN D L. Social, behavioural and environmental factors and their impact on infectious disease outbreaks[J]. J Public Health Policy, 2005, 26(1): 133-139.

[53] WU T. The socioeconomic and environmental drivers of the COVID-19 pandemic: A review[J]. Ambio, 2021, 50(4): 822-833.

[54] CHAN E H, BREWER T F, MADOFF L C, et al. Global capacity for emerging infectious disease detection[J]. Proc Natl Acad Sci U S A, 2010, 107(50): 21701-21706.

[55] SMITH K F, BEHRENS M, SCHLOEGEL L M, et al. Ecology reducing the risks of the wildlife trade[J]. Science, 2009, 324(5927): 594-595.

[56] 国家市场监督管理总局. 全国人民代表大会常务委员会关于全面禁止非法野生动物交易、革除滥食野生动物陋习、切实保障人民群众生命健康安全的决定 [EB/OL]. (2020-02-24)[2021-10-12]. http://www.npc.gov.cn/npc/c30834/202002/c56b129850aa42acb584cf01ebb68ea4.shtml.

[57] SHEHERAZADE, TSANG S M. Quantifying the bat bushmeat trade in North Sulawesi, Indonesia, with suggestions for conservation action[J]. Glob Ecol Conserv, 2015, 3: 324-330.

[58] WOO P C, LAU S K, YUEN K-Y. Infectious diseases emerging from Chinese wet-markets: zoonotic origins of severe respiratory viral infections[J]. Current Opinion in Infectious Diseases, 2006, 19: 401-407.

[59] WEBSTER R G. Wet markets──a continuing source of severe acute respiratory syndrome and influenza?[J]. Lancet, 2004, 363(9404): 234-236.

[60] NAHAR N, ASADUZZAMAN M, MANDAL U K, et al. Hunting bats for human consumption in Bangladesh[J]. Ecohealth, 2020, 17(1): 139-151.

[61] NEIDERUD C J. How urbanization affects the epidemiology of emerging infectious diseases[J]. Infect Ecol Epidemiol, 2015, 5: 27060.

[62] OSEI F B, DUKER A A. Spatial and demographic patterns of cholera in Ashanti region – Ghana[J]. Int J Health Geogr, 2008, 7: 44.

[63] BANU S, RAHMAN M T, UDDIN M K, et al. Epidemiology of tuberculosis in an urban slum of Dhaka City, Bangladesh[J]. PLoS one, 2013, 8(10): e77721.

[64] DE SILVA N R, BROOKER S, HOTEZ P J, et al. Soil–transmitted helminth infections: updating the global picture[J]. Trends Parasitol, 2003, 19(12): 547–551.

[65] 任飞斐, 傅鸿鹏, 刘民, 等. 人口流动的分类及其对传染病传播的影响 [J]. 卫生软科学, 2010, 24(3): 272–276.

[66] World Tourism Organization. International tourism highlights, 2019 edition[EB/OL]. (2019–08–28)[2021–10–12]. https://www.unwto.org/publication/international–tourism–highlights–2019–edition.

[67] WHO. The world health report 2007: a safer future[EB/OL]. (2007–12–19)[2021–10–12]. https://www.who.int/publications/i/item/9789241563444.

[68] CORBURN J, VLAHOV D, MBERU B, et al. Slum health: arresting COVID–19 and improving well–being in urban informal settlements[J]. J Urban Health, 2020, 97(3): 348–357.

[69] WEISS R A, MCMICHAEL A J. Social and environmental risk factors in the emergence of infectious diseases[J]. Nat Med, 2004, 10(12 Suppl): S70–S76.

[70] WHO. 恰加斯病（南美锥虫病）[EB/OL]. (2021–04–01)[2021–10–12]. https://www.who.int/news–room/fact–sheets/detail/chagas–disease–(american–trypanosomiasis).

第三章
大流行的挑战

　　具有大流行潜力的新发传染病是对全球卫生安全的主要威胁。大多数具有大流行潜力的新发传染病暴发都源于人畜共患病[1]。对于每一种具有大流行潜力的病毒，WHO 将与受影响的成员国合作进行全球风险评估，以便为风险管理决策提供信息[2]。风险评估要考虑危害、暴露、环境和风险特征。危害评估包括：识别有关病毒；了解每一种病毒关键的病毒学和临床资料；根据大流行的潜力和可能导致的后果对它们进行排序。暴露评估包括流行病学和易感因素，如旅行史、潜伏期和传播潜力等方面，旨在确定已有或可能暴露于相关病毒的人群，并从免疫和疾病严重程度两方面来描述这些人群的易感性。环境和风险评估是对事件发生的环境进行评估，研究影响风险的因素，包括：社会因素（如人口规模和特点、行为方式等）、科技因素（如实施监测和缓解措施的能力）、经济因素（如家庭收入、对旅游业和贸易的潜在影响）、伦理因素（如隐私问题、不平等的风险负担）、政策和政治因素（如政府参与风险管理的能力等）。全球在应对新发传染病大流行时面临以下挑战。

一、全球尚未形成统一的利益联盟

自重症急性呼吸综合征疫情以来，全球又发生了 2009 年甲型 H1N1 流感大流行、2014—2016 年的西非埃博拉疫情、寨卡病毒疫情和其他疾病疫情，还有中东呼吸综合征疫情，这些疫情促使人们采取了一系列旨在加强卫生安全的举措。自 2009 年甲型 H1N1 流感大流行以来，至少有 11 个高级别小组和委员会在 16 份报告中提出了旨在加强全球大流行防范工作的具体建议[3]。目前，全球尚未形成统一的利益联盟来做好疫情防范，导致执行力度减弱，严重削弱了建议的初衷[3]。

此外，尽管国家大流行防范的成本只是疫情应对成本和疫情造成实际损失的一小部分，但多数国家防范资金严重不足。虽然各国一直在一致努力加强大流行防范工作，但仍远未达到要求。一些国家政府缺乏翔实的防范计划、核心的公共卫生能力和有组织的多部门协调，国家最高领导层也没有对防范大流行做出明确的承诺[4]。《国际卫生条例（2005）》规定，各国需要向 WHO 提交核心防范能力自我报告[5]。

尽管公共卫生官员、传染病专家，以及一些国际委员会和审查结论已经警告有发生大流行的可能，并敦促采取有力的防范措施。COVID-19 暴露了在实际面对快速发展的大流行时，有限的防范措施与对卫生系统的需求之间存在巨大差距。缩小防范差距不仅需要持续的投资，而且需要一种新的方法来评估和检验防范工作。必须进行常态化的演习和模拟演练，以便发现和立即纠正存在的不足，防范评估必须更加关注卫生系统在面临大流行压力的实际条件下的运作方式[3]。

二、监测系统不能满足大流行早期预警和应对需要

监测是疫情防控工作的基础，精确及时的信息是突发卫生应急状况时最有价值的元素之一。这些信息是各级行政部门进行关键性决策的证据基础，并且根据这些信息向公众发布权威信息。早期预警监测所需要的系统应当是稳健的，并且能够捕捉到严重性评估所需的数据，以工作场所和学校的缺勤率、受影响地区、受影响最严重的人群和工人可用性等标准为基础，评估干预效力和对国家的影响[3]。

症状监测有助于监测传染病，COVID-19 大流行已经说明了症状监测不仅对疫情态势的判断十分重要，且对于了解疫情对健康的更广泛影响也有重要作用[6]。目前症状监测的重点是监测国家层面的大流行进展，为国家应对措施提供信息。然而，未来应当探索如何用这些数据支持地方公共卫生应对的需求。虽然症状监测数据通常基于人群水平，并且由于一些国家的监测系统没有完全覆盖所有人口，在地方层面提供症状监测情报可能具有挑战性。然而，探索将症状数据用于地方层面的反应是很重要的，因为这些数据可以在识别疾病的局部暴发并采取控制措施方面发挥核心作用[6]。

针对早期预警方面，一些大流行疾病的临床表现缺乏特异性，尤其是以呼吸道症状为主的疾病，病例的准确诊断需要开展病原学检测，而目前临床机构较少开展病原学常规检测，临床医生报告的病例主要为临床诊断病例，且在疫情暴发时期或高峰季节报告负荷重，客观上存在报告诊断不足与漏报的情况，疫情的严重程度被大大低估[7]。

以流感大流行为例，流感是一个全球监测的传染病，目前，WHO 建立的全球流感监测网络已有 71 年历史。各成员国均十分重视流感监测工作，建立了多样化的流感监测体系。当前，一些国家的流感监测体系较好地满足了流感活动水平及流感病毒变异监测的需要，但对流感严重病例（重症、危重与死亡）的监测尚缺乏有效手段[7]。此外，现行的严重急性呼吸道感

染病例（SARI）监测系统尚不够完善，监测病例存在一定程度的错报与漏报，信息填报的完整性也需要提升，样本送检率较低，哨点医院的监测工作质量亟需通过针对性的培训和督导评估来进一步保障和提高[8]。

COVID-19 大流行的早期预警显示，有两个监测预警系统以不同的速度运行。一个是快节奏的信息和数据共享的世界，以 WHO 发挥主导作用的疫情监测开放数字平台不断更新和共享疫情信息。数字工具现已成为疾病监测和警报的核心要素，可以筛选出大量即时可用的信息。各种新闻在社交媒体上持续传播，也可从中挖掘出与疫情有关的信号。信息和合作平台上的开放数据对科学交流至关重要，就其性质而言，也使全球各地都能获得近乎即时的信息。另一个是按照《国际卫生条例（2005）》以缓慢而审慎的节奏处理信息的系统，有按部就班的保密和核查要求及宣布"国际关注的突发公共卫生事件"的门槛标准，并且强调不应该采取的行动，而非应该采取的行动[3]。

而目前我们面临的关键问题是病毒在以更快的速度传播，尤其是传播性极强的呼吸道病原体，因此必须重新设计国家、区域和全球各级监测及警报系统，将其发现功能（收集潜在疫情的信号）与其转发功能（确保核实信号并采取行动）结合起来。二者必须能够以准瞬时的速度发挥作用。这将要求持续使用数字工具，包括结合机器学习及快节奏的验证和审计功能。还需要致力于将开放数据原则作为一个能够自我调整和自我纠正的系统基础[3]。

三、大流行早期紧迫性认识不足且缺乏特异性措施

往往在大流行早期，由于没有关于新病原体传播的绝对证据，绝大多数国家并没有立即采取有力的紧急应对措施，因此大流行早期应对缺乏紧迫性和有效性。以 COVID-19 为例，直到 2020 年 3 月，在 COVID-19 被定性为"大流行"之后，越来越多的国家出现大量病例并且医院开始挤满重

症患者时，一些政府才开始采取行动。即便如此，只有少数国家启动了全面和协调一致的 COVID-19 防护和应对措施，而其余国家则是在出现本土病例后才启动[3]。

大多数国家未能及时采取应对措施的原因有两方面：一是没有充分认识到威胁并且不知道如何应对疫情。二是在没有确定这种新病原体的后果有多严重的情况下，认为与采取一致的公共卫生行动相比，"观望"似乎是一种成本更低且后果更小的选择[3]。

疫情发展成大流行的部分原因与国家层面的领导、协调和决策问题有关。但另一方面的原因是，各国缺少应对疫情所需要的设备、用品、诊断检测工具、资金和人力。目前的国际体系尚不能创造出满足各国需求的可获得的库存，也不能对资源的有序获取进行监管[3]。氧气供应的缺口是一个持续存在的问题。在呼吸道疾病大流行中，氧气供应至关重要，但没有明确的牵头机构来负责氧气供应。这不是一个新问题，在资源有限的环境中，多达一半的卫生机构一直存在可靠的氧气供应问题[9]。

除了以上应对措施不当之外，应对大流行的另一个重要举措就是疫苗研发，特别是疫苗产品开发。多年来为旨在扩大应对潜在大流行的研发能力做出的努力对应对 COVID-19 起到了帮助。几十年的工作已经获得很多专业知识和技术（特别是在艾滋病、埃博拉和癌症疫苗研究和免疫学方面），并且可以随时用于对付新的病毒。在全球共同努力的同时，一些国家也采取了支持 COVID-19 研发的措施，监管机构也加入了在保证安全的同时想方设法加快临床试验的竞争，一些国家监管机构批准了旨在加快临床试验和批准的紧急程序[3]。

四、医疗机构不堪重负且缺乏有效的药物

大流行给卫生系统和卫生工作者都带来了压力。在大流行暴发前的很长一段时间里，卫生系统一直是资源不足且出现碎片化现象，没有抵御能

力。随着大流行的不断发展，成千上万的患者挤满了各地的医疗机构，其中很多医疗机构和医护人员对疫情的暴发毫无准备。救护车排起了长队，急诊室人满为患，医院床位严重超员。例如，在 COVID-19 疫情期间，西班牙的很多重症监护室以 200% ～ 300% 的收治能力在运行，其他国家也感受到了类似的压力[3]。在 2017—2018 年流感大流行季节，由于部分地区的基层医疗卫生机构对发热患者不提供诊疗服务，医疗机构儿科的设置和儿科人力资源均普遍不足，导致大量流感患者到二级及以上的医疗机构就诊，对医疗服务体系造成巨大的压力[7]。因此，如何在大流行期间分配医疗资源及如何应对医疗人员短缺至关重要。在武汉 COVID-19 疫情暴发之际，按照党中央、国务院决策部署，从全国调派 346 支医疗队、4.26 万名医务人员驰援湖北省，安排 19 个省份对口支援湖北省除武汉以外的 16 个市州及县级市，帮助湖北省度过疫情的危难时期。

大流行救治面临的另一个挑战是药物。在疫情发展的早期，美国 FDA 没有批准任何药物或其他疗法来治疗 COVID-19。迄今为止，仍然没有药物可以成功治疗 COVID-19，但科学家们已经证明广谱抗病毒药物和其他一些药物在治疗 SARS-CoV-2 感染方面取得了一些成功。截至 2022 年 1 月，有 15 种以上的治疗 COVID-19 感染的药物正处在临床试验过程中，包括氯喹和羟氯喹、洛匹那韦和利托那韦、那法莫司他和卡莫司他、法莫替丁、乌米诺韦、硝唑尼特、伊维菌素、皮质类固醇、托珠单抗和 Sarilumab、贝伐单抗和氟伏沙明[10]。

主要的临床治疗和管理方法强调生命支持护理和缓解并发症的重要性。其中包括人工肝系统（ALS）和体外膜肺氧合（ECMO）等疗法。从各种临床试验和其他研究中可以清楚地看出，没有针对 COVID-19 的特定治疗方法，并且正在使用不同药物和管理实践的组合对患者进行治疗[11]。

五、疫苗分配不公和疫苗犹豫问题并存

疫苗的获取和分配是一个高度敏感的政治问题和选择。截至 2021 年，包括澳大利亚、加拿大、新西兰、英国、整个欧盟和美国在内的很多高收入国家已经能够获得足以覆盖其人口数量 200% 的新冠疫苗剂量[12]。

新冠肺炎疫苗实施计划（简称 "COVAX"）是解决全球新冠疫苗可及性问题的一个核心机制，由 WHO 及其合作伙伴于 2020 年 4 月发起，是 WHO 获取 COVID-19 工具加速计划的疫苗支柱。其在 2020 年 9 月表达的初步目标是在 2021 年底前采购 20 亿剂疫苗，并将其分配给 190 个国家的民众[3]。截至 2021 年 3 月中旬，COVAX 已向至少 54 个国家运送了 3000 万剂疫苗[13-14]。与此同时，COVAX 预计，当前的问题是，如何基于以公平为中心的全球公共卫生最佳视角来达成一项共享和重新分配现有疫苗和承诺的预期疫苗的政治协议。人们一致认为，仅覆盖本国人口的疫苗不能结束本次大流行，但如果不能将这种口头承诺转变为疫苗的实际有效流动和分配，那么将对抗击 COVID-19 的斗争构成严重的威胁。协调技术转让、知识产权和生产能力可以推动加快疫苗推广速度。生产能力、有效的监管环境和公平分配是相互依存的问题[3]。

为了解决国际体系在预防、遏制和减缓大流行的影响方面存在的明显失灵问题，需要进行体系改革。大流行防范和应对必须在国家、区域和全球层面发挥作用，必须跨越社会和经济生活的不同部门，必须让政府、企业和社区都要参与进来。然后，必须在复苏阶段采取措施，通过建设更好的未来，确保此类大流行不再发生。需要纠正本次大流行对卫生、生活和不平等产生的密切影响，以此弥补在实现可持续发展目标方面的损失。

美国、欧洲、南非，以及其他国家和地区的高社区传播率表明出现了新的 SARS-CoV-2 变种，如英国的 B.1.1.7 谱系，南非的 501Y.V2 谱系，以及印度、美国和巴西出现的其他变种。在受新冠病毒影响较小的地区，包

括撒哈拉以南非洲，新变异株的出现增加了病毒的传播风险[15]。此外，在COVID-19疫情早期感染而获得的免疫力可能对某些新的SARS-CoV-2变异株的保护性较低，变异株也可能降低新冠疫苗的效力。

开发安全、有效且负担得起的疫苗已经具有挑战性，但疫苗犹豫给研究人员、科学家、政府和社区领袖带来了不同的障碍。疫苗犹豫和反疫苗信息已成为一个问题。疫苗犹豫会给个人及其社区带来危险，因为接触传染病会使人处于危险之中，如果不接种疫苗，个人更有可能将疾病传播给他人[16]。

流感疫苗在中国属于自愿自费接种的二类疫苗。然而，目前中国公众的接种意愿总体较低，成年人预防接种门诊设置不足，普通公众与流感高危人群对流感的危害及流感疫苗的效果、安全性等普遍缺乏正确认识。既往调查数据显示，中国平均每年的流感疫苗接种率仅为2%左右[17-18]。应进一步开展流感疾病负担研究，尤其是针对流感高危人群中流感导致住院、严重并发症及死亡进行评估，通过发布流感相关疾病负担的研究数据，提高公众对流感严重性的认识[7]。

目前，中国部分地区已实施重点人群免费接种、医保报销等多渠道筹资的惠民政策[17]。为提高人群流感疫苗接种率，应鼓励更多地区将流感疫苗接种纳入财政补助或医保支付范畴，并向流感疫苗优先接种人群倾斜。同时，进一步完善疫苗接种服务保障体系，加强成年人预防接种门诊建设，提供学校和养老机构的流感疫苗集中预防接种服务，不断创建更为方便、可及、规范的疫苗接种服务体系[7]。目前，尚缺乏流感疫苗接种效果评价的数据，应逐步在具备一定流感疫苗接种率的地区开展针对不同人群、不同流感亚型流感疫苗保护效果的相关研究。

在COVID-19大流行期间，一项民意调查显示了错误信息的传播及随后对疫苗和政府的不信任所造成的影响。2020年5月的美联社民意调查结果显示，50%的美国人表示他们会接种疫苗，约30%的人不确定他们会接种疫苗，20% 的人拒绝接种疫苗。民意调查发现，60 岁及以上的人中有 67% 的人表示他们会接种疫苗，而年轻人中这一比例为 40%。还要注意到，只有 25% 的非裔美国人和 37% 的西班牙裔美国人会接种疫苗，而非西班牙裔白人的这一比例为 56%。在不想要接种疫苗的人中，大约 40% 的人表示他们担心从疫苗中感染 COVID-19，并担心未经测试的疫苗会产生不良反应[19]。

医疗保健专业人员应该帮助传达协调一致的信息，包括：在疫苗进入下一阶段之前监管系统将安全性放在首位；疫苗的安全性和耐受性目标已在 Ⅰ 期和 Ⅱ 期临床试验中得到证实；不良事件会发生，但非常罕见，只有不到 1% 的人出现严重反应；早期的疫苗分配应该根据需要决定；暴露于高风险中的卫生保健工作者应该优先接种。这些信息可以提高事实和科学信息的透明度[16]。

六、公众教育效率不高且存在社会污名和歧视现象

在大流行早期，由于没有可用的特定疗法或疫苗，为了尽量减少大流行造成的损失，需要严格遵守既定的公共卫生和社会控制措施。

多数引起大流行的病毒可以通过直接接触传播或飞沫传播，尤其一些病毒的无症状感染者也可以传播。在这种情况下，戴口罩可能会最大限度地减少感染者（尤其是无症状感染者）由于不知道自己感染病毒而将疾病传播给健康人的情况。COVID-19 疫情暴发后，中国和其他亚洲国家如韩国、日本等普遍要求在公共场合戴口罩。尽管全球各国和地方政府都同意应当要求感染者和医疗保健专业人员使用口罩，但是公众对口罩的使用意见分歧很大[20]。因此，不同国家的政府发布了不同的指导方针。例如，在疫情初期，WHO 仅建议那些照顾感染者的人佩戴口罩，但后来建议即使是社区环境中的健康人也应当使用口罩[21]。最初，美国疾控中心不建议戴口罩，随着疫情发展成大流行，包括华盛顿特区在内的几个州均颁布了

在公共场合使用口罩的规定[22]。然而，德国当局表示，向公众推荐戴口罩可能会产生一种虚假的安全感，并可能导致忽视基本的卫生措施，如适当的手部卫生[11]。

自我隔离和保持社交距离是减缓疫情传播的有效方法。然而，包括美国、澳大利亚、印度、巴西和许多欧洲国家在内的一些国家，大多数人都不重视甚至忽视公共卫生咨询和指南。在一些地方，不仅年轻人拒绝遵守社交距离规范，而且60岁以上的人似乎也不太担心风险[23]。原因之一是缺乏过去大流行的经验来理解这种危机。由于普通感冒和COVID-19的一些症状相似，许多人仍然很难理解COVID-19的可能威胁。政府和卫生人员必须通过新闻媒体努力说服公众，大流行的威胁是真实存在的，并且可能是致命的。

据WHO称，健康危机中的社会污名和具有某些特征的人群与特定疾病之间的负面关联有关。例如，在大流行期间，受感染的人可能会因为与疾病的联系而受到负面标签、歧视或区别对待[24]。这种类型的歧视会对感染者及其照顾者、家人、朋友和社区产生负面的心理影响。此外，未感染但与这些人有关联的人也可能遭受社会污名。COVID-19大流行加剧了对某些种族背景的人，以及任何被认为与该病毒接触过的人的社会污名和歧视。因此，人们担心这会在公众中造成混乱、焦虑和恐惧，这可能会助长危险的刻板印象[25]，并且加速疫情的传播，因为社会污名可能会造成感染者因害怕歧视而隐瞒自己的疾病，并且阻止他人寻求医疗保健及遵循公共卫生指南[26]。因此，非常需要采取各种积极措施，如提供适当的医疗保健服务、建立信任及对感染者表示同情，以鼓励人们积极就医并如实汇报病情[27]。此外，应对公众加强宣传教育，避免对感染者的刻板印象，避免对疾病进行虚假叙述，避免将疾病命名为与地理位置、个人或群体相关联的疾病。因此，在传播有关疾病的信息时必须慎重选择用词，避免使用可能对特定人群造成社会污名的词语，需要努力对人们进行有关疾病和隔离基本原理的适当教育[28]。

七、其他疾病防控服务供给不足

突如其来的大流行破坏了原有公共卫生服务秩序，挤占有限医疗资源，打乱或中断了其他疾病防控的常规工作，往往会导致多种传染病的发病率和死亡率快速上升[29]，成为全球关注的热点问题。

2020 年 8 月 31 日，WHO 发布了一份 105 个国家的 COVID-19 对卫生系统影响的调查报告称，COVID-19 导致 90% 的国家出现基本卫生服务中断，许多常规和可选服务已暂停，其中影响最大的是中低收入国家，在癌症筛查和治疗、抗艾滋病毒治疗等重要服务上也出现了中断。在调查的 25 类服务中，各国平均有一半服务项目出现中断，中断最多的是常规免疫推广（70%）和由医疗机构提供的常规免疫接种（61%），疟疾诊断和治疗（46%）、结核病发现和治疗（42%）及抗逆转录病毒治疗（32%）等服务也有不同程度的中断[29]。因严格隔离政策，疫苗接种覆盖率下降。

COVID-19 大流行对全球消除病毒性肝炎产生四大负面影响，构成巨大障碍：①给政府预算造成更大压力并改变政策重点；②确诊患者因行动受限或中止临床服务而得不到及时治疗；③ COVID-19 给经济造成的负面影响对消除肝炎产生额外压力；④大量未被诊断或晚期患者将面临更严重风险。作为弱势群体，慢性肝病患者感染 COVID-19 的风险更高，感染后先天免疫反应还会导致更严重的肝损害[30]。

由于 COVID-19 大流行，艾滋病患者的治疗也被迫中断，发表在《柳叶刀·全球健康》的一项研究用数学模型模拟艾滋病、结核病和疟疾在 COVID-19 大流行期间的 4 种情况（不采取任何措施、缓解 6 个月、抑制 2 个月和抑制 1 年）下对中低收入国家传播造成的健康影响。与 COVID-19 疫情前相比，上述 3 种传染病 5 年内将在高负担国家中造成超常死亡人数分别增加 10%、20% 和 36%[31]。

大流行对人类健康构成巨大威胁，也给世界各国应对其他传染病带来前所未有的挑战。如何能在遏制大流行的同时，成功防范其他传染病的暴发或流行，将是世界各国公共卫生系统面临的一场更为严峻的大考，亟需各级政府、卫生部门及医务人员高度重视、凝心聚力和全力以赴。

（刘　民）

参考文献

[1] MCCLOSKEY B, DAR O, ZUMLA A, et al. Emerging infectious diseases and pandemic potential: status quo and reducing risk of global spread[J]. Lancet Infect Dis, 2014, 14(10): 1001–1010.

[2] WHO. 流感大流行风险管理 [EB/OL]. (2017–05–19)[2021–10–15]. https://apps.who.int/iris/bitstream/handle/10665/259893/WHO–WHE–IHM–GIP–2017.1–chi.pdf?ua=1.

[3] WHO. COVID–19: 让它成为最后一次大流行 [EB/OL]. (2021–05–31)[2021–10–17]. https://theindependentpanel.org/wp-content/uploads/2021/05/COVID–19_ChineseFinal.pdf.

[4] Global Preparedness Monitoring Board. A world at risk: annual report on global preparedness for health emergencies[EB/OL]. (2021–06–15)[2021–10–17]. https://apps.who.int/gpmb/assets/annual_report/GPMB_annualreport_2019.pdf.

[5] WHO. Average of 13 International Health Regulations core capacity scores, SPAR version[EB/OL]. (2021–06–12)[2021–10–17]. https://www.who.int/data/gho/data/indicators/indicator–details/GHO/–average–of–13–international–health–regulations–core–capacity–scores–spar–version.

[6] ELLIOT A J, HARCOURT S E, HUGHES H E, et al. The COVID–19 pandemic: a new challenge for syndromic surveillance[J]. Epidemiol infect, 2020, 148: e122.

[7] 郑建东, 彭质斌, 秦颖, 等. 中国季节性流感防控现状与挑战 [J]. 中华流行病学杂志, 2018, 39(8): 1041–1044.

[8] 李旦, 张丽杰, 郑建东, 等. 2015—2016 年中国住院严重急性呼吸道感染病例监测系统数据质量评估 [J]. 疾病监测, 2017, 32(12): 914–916.

[9] MEARA J G, LEATHER A J, HAGANDER L, et al. Global Surgery 2030: evidence and solutions for achieving health, welfare, and economic development[J]. Lancet (London, England), 2015, 386(9993): 569–624.

[10] SHAFFER L. 15 drugs being tested to treat COVID–19 and how they would work[J]. Nat

Med, 2020. doi: 10.1038/d41591–020–00019–9.

[11] KHAN M, ADIL S F, ALKHATHLAN H Z, et al. COVID–19: a global challenge with old history, epidemiology and progress so far[J]. Molecules, 2020, 26(1): 39.

[12] ISMAIL S J, TUNIS M C, ZHAO L, et al. Navigating inequities: a roadmap out of the pandemic[J]. BMJ Glob Health, 2021, 6(1): e004087.

[13] WHO. First COVID–19 COVAX vaccine doses administered in Africa[EB/OL]. (2021–03–01)[2021–10–17]. https://www.who.int/news/item/01–03–2021–first–covid–19–covax–vaccine–doses–administered–in–africa.

[14] Gavi. COVAX vaccine roll–out[EB/OL]. (2021–03–31)[2021–10–17]. https://www.gavi.org/covax–vaccine–roll–out.

[15] Commissioners of the Lancet COVID–19 Commission. Priorities for the COVID–19 pandemic at the start of 2021: statement of the Lancet COVID–19 Commission[J]. Lancet, 2021, 397(10278): 947–950.

[16] COUSTASSE A, KIMBLE C, MAXIK K. COVID–19 and vaccine hesitancy: a challenge the United States must overcome[J]. The journal of ambulatory care management, 2021, 44(1): 71–75.

[17] YANG J, ATKINS K E, FENG L, et al. Seasonal influenza vaccination in China: landscape of diverse regional reimbursement policy, and budget impact analysis[J]. Vaccine, 2016, 34(47): 5724–5735.

[18] FENG L, MOUNTS A W, FENG Y, et al. Seasonal influenza vaccine supply and target vaccinated population in China, 2004–2009[J]. Vaccine, 2010, 28(41): 6778–6782.

[19] NEERGAARD L, FINGERHUT H. AP–NORC poll: half of Americans would get a COVID–19 vaccine[EB/OL]. (2020–05–28)[2021–10–17]. https://apnews.com/article/donald–trump–us–news–ap–top–news–politics–virus–outbreak–dacdc8bc428dd4df6511bfa259cfec44.

[20] FENG S, SHEN C, XIA N, et al. Rational use of face masks in the COVID–19 pandemic[J]. The lancet respiratory medicine, 2020, 8(5): 434–436.

[21] WHO. Advice on the use of masks in the context of COVID–19: interim guidance[EB/OL]. (2020–06–05)[2021–10–17]. https://apps.who.int/iris/bitstream/handle/10665/332293/WHO–2019–nCov–IPC_Masks–2020.4–chi.pdf?sequence=15&isAllowed=y.

[22] LYU W, WEHBY G L. Community use of face masks and COVID–19: evidence from a natural experiment of state mandates in the US[J]. Health affairs (Project HOPE), 2020,

39(8): 1419–1425.

[23] GELDSETZER P. Use of rapid online surveys to assess people's perceptions during infectious disease outbreaks: a cross–sectional survey on COVID–19[J]. Journal of medical internet research, 2020, 22(4): e18790.

[24] WHO. Social stigma associated with COVID–19: a guide to preventing and addressing social stigma[EB/OL]. (2020–02–24)[2021–10–07]. https://www.who.int/docs/default–source/coronaviruse/covid19–stigma–guide.pdf.

[25] PERSON B, SY F, HOLTON K, et al. Fear and stigma: the epidemic within the SARS outbreak[J]. Emerg Infect Dis, 2004, 10(2): 358–363.

[26] BRUNS D P, KRAGULJAC N V, BRUNS T R. COVID–19: facts, cultural considerations, and risk of stigmatization[J]. J Transcult Nurs, 2020, 31(4): 326–332.

[27] SHULTZ J M, COOPER J L, BAINGANA F, et al. The role of fear–related behaviors in the 2013–2016 West Africa Ebola virus disease outbreak[J]. Curr Psychiatry Rep, 2016, 18(11): 104.

[28] BROOKS S K, WEBSTER R K, SMITH L E, et al. The psychological impact of quarantine and how to reduce it: rapid review of the evidence[J]. Lancet (London, England), 2020, 395(10227): 912–920.

[29] WHO. In WHO global pulse survey, 90% of countries report disruptions to essential health services since COVID–19 pandemic[EB/OL]. (2020–08–31)[2021–10–17]. https://www.who.int/news/item/31–08–2020–in–who–global–pulse–survey–90–of–countries–report–disruptions–to–essential–health–services–since–covid–19–pandemic.

[30] GUPTA N, DESALEGN H, OCAMA P, et al. Converging pandemics: implications of COVID–19 for the viral hepatitis response in sub–Saharan Africa[J]. The lancet gastroenterology & hepatology, 2020, 5(7): 634–636.

[31] SANDS P. HIV, tuberculosis, and malaria: how can the impact of COVID–19 be minimised?[J]. The Lancet global health, 2020, 8(9): e1102–e1103.

第四章
病原体跨种传播

一、病原体跨种传播风险

对人类造成重大危害的烈性传染病，其病原体大多数来自动物。近50年来，新发突发动物源性传染病层出不穷。2003—2015年，仅中国就受到SARS、H5N1禽流感、H7N9禽流感、2009年甲型H1N1流感、人粒细胞无形体病、序列7型猪链球菌感染、C群流脑、新型布尼亚病毒感染热、登革热的威胁。自2016年以来，裂谷热、黄热病、寨卡病毒病等传染病又有传入中国的事件报告[1]。世界上，除了报告的媒体关注的新发突发传染病，还有许多在学界引起广泛关注，但公众知之甚少的新发传染病病原体。例如，在蜱种中新发现的对人有致病性的20余种病原体，包括塔拉萨维奇立克次体（*R.tarasevichiae*）、西伯利亚立克次体（*Rickettsia sibirica*）BJ-90亚种、山羊无形体（*Anaplasma capra*）、荆门病毒等[2-4]。另外，这些已经发现或报道的病原体可能仅是"冰山一角"，大量具有跨种传播潜能的病原体尚未被发现。

因此，WHO 将"Disease X"（X 传染病）列入在不久的将来可能导致严重疫情的传染病优先清单。新冠肺炎是 X 传染病概念被提出后首个发生的全球重大疫情，是近一个世纪以来最为严重的全球公共卫生事件，给全球人类健康、社会稳定和经济发展造成了巨大灾害性损失。

1. 潜在大流行病原体数量巨大

潜在大流行病原体可以是病毒、细菌、真菌、寄生虫等。过去十几年，全球重大动物疾病预警和应对系统（GLEWS）、美国武装部队卫生监督中心（AFHSC）、加拿大动物健康监测网络等组织机构建立了基于本国或全球的野生动物中重要病原体或更大范围内的监测网络和研究体系，试图摸清自然界中存在哪些重要病原体的种类及演化特征，然而人们对潜在大流行病原体仍然知之甚少。

（1）自然界中存在多少种病毒一直是个未知数

一度认为，世界上病毒种类可达 100 万种左右[5]。哺乳动物是其中重要的储存宿主。为了预估哺乳动物体内的病毒种类，美国哥伦比亚大学等机构的研究人员进行了尝试。他们发现，在孟加拉国采集了近 2000 份印度狐蝠（*Pteropus giganteus*）的样本，发现了 55 种病毒，其中 50 种是新病毒[6]。据此计算，全球目前共有哺乳动物 5486 种，假定平均每一种哺乳动物携带的病毒数量类似，那么哺乳动物大约携带了 32 万种病毒。需要注意的是，上述研究只涵盖了 9 个病毒科，而实际存在的哺乳动物病毒数量可能多得多[6-7]。

（2）尚未发现的细菌、真菌、寄生虫的数量更是难以估计

对于细菌来说，仅依据 LTP（All-Species Living Tree Project）和 LPSN（List of Prokaryotic names with Standing in Nomenclature）等在线数据库，目前已经有 13 000 多个细菌菌种被收录。西班牙微生物学家 Rossello-Mora 等认为，

世界上大约有 1012 种原核生物，其中主要是细菌[8-10]。法国科学家 Raoult 等于 2012 年提出培养组学（culturomics）的概念。他们使用 212 种培养条件，从人粪便中培养出了 1000 余种细菌，大约 1 个标本可以获得 100 种细菌，其中一部分是新发现和命名的[11]。对于真菌来说，据估计，地球上大约有 200 万种真菌，而目前被人类发现和描述的只占 4%，获取了 DNA 序列信息的只占不到 1%[12]。一种观点认为，目前不能准确估计地球上有多少个寄生虫种类，无论是相对的还是绝对的数量。我们对野生动物携带的寄生虫种类知之甚少。

（3）基因测序技术大大提高了病原体发现的效率

过去发现病原体大多依赖于病原体分离，其效率、成功率及信息量均受诸多限制。近年来，高通量组学技术的飞速发展，可以无偏差地发现样品里携带的所有遗传信息，足够覆盖病原体所有的遗传信息并通过数据分析被重现出来，在成本、速度、灵敏度、准确度、信息量方面都具有很大的优势。基于宏转录组的方法，中国在脊椎动物和非脊椎动物体内发现了大于 2000 种全新的 RNA 病毒，重新定义了病毒圈[13]。

2. 病原体跨种传播的影响因素复杂

近年来出现的多种病毒性新发传染病多来源于动物，尤其是野生动物。例如，在中部非洲，多起埃博拉疫情的暴发都与人类接触、处理或食用感染埃博拉病毒的黑猩猩、大猩猩、果蝠等野生动物有关[14]；活禽市场则是人感染 H7N9 禽流感病毒的传染源[15]；中东地区的 MERS 则是 MERS 冠状病毒从单峰骆驼到人发生跨种传播的结果[16]。人类与动物的接触形式多样，受到地域、生态环境、生活习惯、人文传统、种群密度等多种因素影响，造成跨种传播的影响因素复杂。

（1）与人类生活息息相关的动物病原体跨种传播

在人类生活的社区环境（城市和农村）中，存在大量的家禽、家畜、伴侣动物等，与人群密切接触，这些动物作为自然生态系统成员、食物链

（网）中的重要环节，本身可以携带大量的已知和未知病原体，并可在与人类的频繁接触中将病原体直接或间接传播给人类，造成新发突发传染病的暴发流行。随着全球化、城市化、气候变化及社会经济的发展，这类动物与人类的接触概率在不断增加，无疑对人类会造成更大的危害和风险。

（2）迁徙动物的病原体跨种传播

近年来，许多新发突发重大疫情，与迁徙动物的传播和扩散密切相关[17]。迁徙动物携带的病原体经长距离扩散，给人类健康带来巨大挑战。在全球化背景下，迁徙动物的迁徙路线与分布也在发生改变，有可能引发新病原体入侵至生态脆弱区和生物多样性热点区域，通过宿主转移造成疫情扩散，对野生动物和人类健康造成新的威胁。

（3）媒介动物的病原体跨种传播

媒介动物传播疾病历史悠久，传播疾病占全球全部传染病的17%以上，影响范围广泛深远，严重威胁人类健康[18]。如在WHO虫媒病毒中心登记了500多种虫媒病毒[19]。虫媒病原体甚至在历史上改变了新旧大陆人口和文化分布格局。近年来，越来越多的新发突发传染病由媒介动物传播引起，给人类健康和生物安全带来巨大挑战。

（4）特殊生境动物的病原体跨种传播

高原、深海、极地、冰川、雨林、洞穴等特殊环境中生活的野生动物携带大量未知病原体，这些病原体呈现物种的多样性和功能的复杂性，随着气候变化及人类活动范围的拓展，特殊生境中的未知病原体给人类带来极大致病风险。

二、病原体跨种传播的挑战

虽然人们知道疫情的暴发与人类和动物的密切接触密不可分，但是由于缺乏持续追踪病原体在人与动物间传播链条的研究，从而很难准确找出潜在溢出节点。对影响潜在跨种传播的关键分子基础、与感染相关的受体原因、表现形式、社会影响等也已经发生了根本性改变[5-6]。

引起新发突发病原体传播风险的影响因素众多，包括：经济动物的规模化养殖，人类的饮食习惯与贸易活动，食品的规模化生产、运输和销售，生产方式变化，无保护接触蜱等携带病原体的媒介生物，以及无保护接触野生动物等[34]。

2. 缺乏全球监测本底数据，很难准确预测未来风险

潜在跨物种病毒种类不断增加，《科学》预测估计，在全世界的哺乳动物和鸟类中，仅病毒就有 167 万种尚待发现，且通过病毒和宿主关系、动物病毒病的历史及病毒新出现模式的分析，估计有 63 万～82 万种病毒能够感染人和导致人类疾病[47]。如此之多的潜在病原体的分布，是否有热点地域与热点动物宿主？在地理分布上，新发病毒性疾病多首先发现于非洲、东南亚、拉丁美洲等热带、亚热带地区，而在温带地区的发生频率较低，这可能与不同地区的野生动物种群密度与多样性、媒介密度、动物与人群接触机会等因素有关[5]。随着发展中国家对新发突发传染病研究投入的加大，近几年发现了大量新发病原体，但是生态变化是全球面临的现实挑战，需要全球多国参与监测动物病原体，才能为预测新发传染病病原体的热点地域提供科学的数据与支撑。

（曹务春　贾　娜　童贻刚　王奇慧）

参考文献

[1] LIU Q, XU W, LU S, et al. Landscape of emerging and re-emerging infectious diseases in China: impact of ecology, climate, and behavior[J]. Front Med, 2018, 12(1):3–22.

[2] JIA N, ZHENG Y C, JIANG J F, et al. Human infection with candidatus Rickettsia tarasevichiae[J]. N Engl J Med, 2013, 369(12): 1178–1180.

[3] JIA N, JIANG J F, HUO Q B, et al. Rickettsia sibirica subspecies sibirica BJ-90 as a cause of human disease[J]. N Engl J Med, 2013, 369(12): 1176–1178.

[4] JIA N, WANG J F, SHI W Q, et al. Large-scale comparative analyses of tick genomes

elucidate their genetic diversity and vector capacities[J]. Cell, 2020, 182(5): 1328−1340.

[5] ANTHONY S J, EPSTEIN J H, MURRAY K A, et al. A strategy to estimate unknown viral diversity in mammals[J]. MBio, 2013, 4(5): e00598−e00513.

[6] CHAO A, COLWELL R K, LIN C W, et al. Sufficient sampling for asymptotic minimum species richness estimators[J]. Ecology, 2009, 90(4): 1125−1133.

[7] YARZA P, YILMAZ P, PRUESSE E, et al. Uniting the classification of cultured and uncultured bacteria and archaea using 16S rRNA gene sequences[J]. Nat Rev Microbiol, 2014, 12(9): 635−645.

[8] KONSTANTINIDIS K T, ROSSELLO−MORA R. Classifying the uncultivated microbial majority: a place for metagenomic data in the candidatus proposal[J]. Syst Appl Microbiol, 2015, 38(4): 223−230.

[9] ROSSELLO−MORA R, AMANN R. Past and future species definitions for bacteria and archaea[J]. Syst Appl Microbiol, 2015, 38(4): 209−216.

[10] ABDALLAH R A, BEYE M, DIOP A, et al. The impact of culturomics on taxonomy in clinical microbiology[J]. Antonie van leeuwenhoek, 2017, 110(10): 1327−1337.

[11] PRAKASH P Y, IRINYI L, HALLIDAY C, et al. Online databases for taxonomy and identification of pathogenic fungi and proposal for a cloud−based dynamic data network platform[J]. J Clin Microbiol, 2017, 55(4): 1011−1024.

[12] SHI M, LIN X D, TIAN J H, et al. Redefining the invertebrate RNA virosphere[J]. Nature, 2016, 540(7634): 539−543.

[13] MALVY D, MCELROY A K, DE CLERCK H, et al. Ebola virus disease[J]. Lancet, 2019, 393(10174): 936−948.

[14] PEIRIS J S, COWLING B J, WU J T, et al. Interventions to reduce zoonotic and pandemic risk for avian influenza in Asia[J]. Lancet Infect Dis, 2016, 16(2): 252−258.

[15] DE WIT E, VAN DOREMALEN N, FALZARANO D, et al. SARS and MEAS: recent insights into emerging coronaviruses[J]. Nat Rev Microbiol, 2016, 14(8):523−534.

[16] REED K D, MEECE J K, HENKEL J S, et al. Birds, migration and emerging zoonoses: west nile virus, lyme disease, influenza A and enteropathogens[J]. Clin Med Res, 2003, 1(1): 5−12.

[17] World Health Organization Regional Office for South−East Asia. Vector−borne diseases[EB/OL]. (2014−04−08)[2021−10−07]. https://apps.who.int/iris/handle/10665/206531.

[18] ARTSOB H, LINDSAY R, DREBOT M. Arbovirus−an overview[EB/OL]. (2016−10−24)

[2021-10-10]. https://www.sciencedirect.com/topics/medicine-and-dentistry/arbovirus.

[19] LI C X, SHI M, TIAN J H, et al. Unprecedented genomic diversity of RNA viruses in arthropods reveals the ancestry of negative-sense RNA viruses[J]. Elife, 2015, 4: e05378.

[20] DONALDSON E F, HASKEW A N, GATES J E, et al. Metagenomic analysis of the viromes of three North American bat species: viral diversity among different bat species that share a common habitat[J]. Journal of virology, 2010, 84(24): 13004-13018.

[21] LI L, VICTORIA J G, WANG C, et al. Bat guano virome: predominance of dietary viruses from insects and plants plus novel mammalian viruses[J]. Journal of virology, 2010, 84(14): 6955-6965.

[22] GE X, LI Y, YANG X, et al. Metagenomic analysis of viruses from bat fecal samples reveals many novel viruses in insectivorous bats in China[J]. Journal of virology, 2012, 86(8): 4620-4630.

[23] WU Z, REN X, YANG L, et al. Virome analysis for identification of novel mammalian viruses in bat species from Chinese provinces[J]. Journal of virology, 2012, 86(20): 10999-11012.

[24] WU Z, YANG L, REN X, et al. Deciphering the bat virome catalog to better understand the ecological diversity of bat viruses and the bat origin of emerging infectious diseases[J]. The ISME journal, 2016, 10(3): 609-620.

[25] PFEFFERLE S, OPPONG S, DREXLER J F, et al. Distant relatives of severe acute respiratory syndrome coronavirus and close relatives of human coronavirus 229E in bats, Ghana[J]. Emerg Infect Dis, 2009, 15(9): 1377-1384.

[26] HUYNH J, LI S, YOUNT B, et al. Evidence supporting a zoonotic origin of human coronavirus strain NL63[J]. Journal of virology, 2012, 86(23): 12816-12825.

[27] WHO. WHO-convened global study of origins of SARS-CoV-2: China Part Joint WHO-China study: 14 January - 10 February 2021[EB/OL]. (2021-03-10)[2021-10-07]. https://www.who.int/publications/i/item/who-convened-global-study-of-origins-of-sars-cov-2-china-part.

[28] TEMMAM, S, VONGPHAYLOTH K, SALAZAR E B, et al. Coronaviruses with a SARS-CoV-2-like receptor binding domain allowing ACE2-mediated entry into human cells isolated from bats of Indochinese peninsula[J]. Preprint at research square, 2021. DOI:10.21203/rs.3.rs-871965/v1.

[29] ZHOU P, YANG Y, WANG X, et al. A pneumonia outbreak associated with a new

coronavirus of probable bat origin[J]. Natrue, 2020, 579(7798): 270–273.

[30] BONI M, LEMEY P, JIANG X, et al. Evolutionary origins of the SARS–CoV–2 sarbecovirus lineage responsible for the COVID–19 pandemic[J]. Nature microbiology, 2020, 5(1): 1408–1417.

[31] LIU K, PAN X, LI L, et al. Binding and molecular basis of the bat coronavirus RaTG13 virus to ACE2 in humans and other species[J]. Cell, 2021, 184(13): 3438–3451.

[32] LIU P, CHEN W, CHEN J–P. Viral metagenomics revealed sendai virus and coronavirus infection of Malayan pangolins (Manis javanica)[J]. Viruses, 2019, 11(11): 979.

[33] LAM T, JIA N, ZHANG Y W, et al. Identifying SARS–CoV–2–related coronaviruses in Malayan pangolins[J]. Nature, 2020, 583(7815): 282–285.

[34] XIAO K, ZHAI J, FENG Y, et al. Isolation of SARS–CoV–2–related coronavirus from Malayan pangolins[J]. Nature, 2020, 583(7815): 286–289.

[35] DU P, ZHENG H, ZHOU J, et al. Detection of multiple parallel transmission outbreak of streptococcus suis human infection by use of genome epidemiology, China, 2005[J]. Emerg Infect Dis, 2017, 23(2): 204–211.

[36] NIU S, WANG J, BAI B, et al. Molecular basis of cross–species ACE2 interactions with SARS–CoV–2–like viruses of pangolin origin[J]. EMBO J, 2021, 40: e107786.

[37] SHI J, WEN Z, ZHONG G, et al. Susceptibility of ferrets, cats, dogs, and other domesticated animals to SARS–coronavirus 2[J]. Science, 2020, 368(6494): 1016–1020.

[38] ZHANG Q, ZHANG H, GAO J, et al. A serological survey of SARS–CoV–2 in cat in Wuhan[J]. Emerg Microbes Infect, 2020, 9(1): 2013–2019.

[39] American Veterinary Medical Association. SARS–CoV–2 in animals[EB/OL]. (2021–03–02)[2021–10–17]. https://www.avma.org/resources–tools/animal–health–and–welfare/covid–19/sars–cov–2–animals–including–pets.

[40] WU L, CHEN Q, LIU K, et al. Broad host range of SARS–CoV–2 and the molecular basis for SARS–CoV–2 binding to cat ACE2[J]. Cell discovery, 2020, 6: 68.

[41] GUO Q, LI M, WANG C, et al. Host and infectivity prediction of Wuhan 2019 novel coronavirus using deep learning algorithm[J]. BioRxiv (Preprint), 2020. DOI:10.1101/2020.01.21.914044.

[42] MUNNINK B B, SIKKEMA R S, NIEUWENHUIJSE D F, et al. Transmission of SARS–CoV–2 on mink farms between humans and mink and back to humans[J]. Science, 2021, 371(6525): 172–177.

[43] WANG L, DIDELOT X, BI Y, et al. Assessing the extent of community spread caused by mink-derived SARS-CoV-2 variants[J]. The innovation, 2021, 2(3): 100128.

[44] CHANDLER J C, BEVINS S N, ELLIS J W, et al. SARS-CoV-2 exposure in wild white-tailed deer (Odocoileus virginianus)[J]. Proc Natl Acad Sci U S A, 2021, 118(47): e2114828118.

[45] GAO G F, WANG L. Perspectives: COVID-19 expands its territories from humans to animals[J]. CCDC weekly, 2021, 3(41): 855-858.

[46] JI W, WANG W, ZHAO X, et al. Cross-species transmission of the newly identified coronavirus 2019-nCoV[J]. Journal of medical virology, 2020, 92(4): 433-440.

[47] CARROLL D, DASZAK P, WOLFE N D, et al. The global virome project[J]. Science, 2018, 359(6378): 872-874.

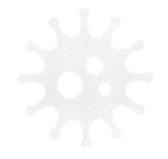

第五章
基于基因测序的病原体监测与预警

一、病原体变异监测方法

传染性疾病的大流行是公共卫生面临的重要威胁，疫情发展的不同阶段，需要解决不同的公共卫生问题，主要包括：①引起疫情暴发的病原体是新的种属还是已经存在的流行病原体变异株；②病原体的主要传播方式；③新出现病原体的宿主和／或地理来源；④不同阶段及不同地区间感染病原体病例之间的关联；⑤病原体感染发生的时间；⑥疫情持续过程中病原体的变异特点及局部的适应性进化等。

回答上述科学问题对传染病的防控至关重要。近几年，随着病原体基因组测序与信息分析技术及分子进化分析技术的发展，从分子流行病的角度出发，结合病原体序列数据的时空信息，拓展了传统流行病学的研究体系。例如，可以在病原体流行的短时间内，通过病例采样和病原体基因组测序，推断传染病传播的动态变化。

1. 病原微生物基因组测序

基因组测序技术在最近 20 年来发展迅猛，可在短时间对生物样本的基因组和转录组进行快速、高效、精准的测序，大大推动了病原微生物基因组的检测和监测，也为各类传染性疾病的调查、溯源、疫苗研制和药物开发提供了巨大的帮助。

病原基因组学的研究主要聚焦于能够引发人类疾病的病原微生物的基因组[1]，从基因组层面对病原体防控和治疗提供辅助支撑。随着测序技术的革新，病原微生物基因组学研究进入了高通量、大数据时代。在公共卫生领域，针对病原微生物基因组的研究也在不断拓展。2007 年，在人类基因组计划完成以后，由于缺少对人共生微生物的了解，美国国立卫生研究院（National Institutes of Health，NIH）提出了人类微生物组计划（Human Microbiome Project，HMP）[2]，旨在使用新一代 DNA 测序手段对人类微生物基因组进行大规模测序，为某些人类疾病的治疗提供线索。与此同时，由深圳华大基因研究院 2009 年牵头的"万种微生物基因组计划"开始启动，目标是从不同的领域采集标本，研究其中各种古细菌、细菌、真菌、病毒等微生物的基因组组成[3]。由于已知感染人类的病毒在所有病毒中的占比极少，且新病毒出现和传播的速度可能赶不上应对措施的发展，多国研究人员共同提出了全球病毒组项目（Global Virome Project）[4]，通过国际合作调查鸟类和哺乳动物等所携带的病毒组，以帮助识别病毒的潜在威胁，并为针对未来大流行的公共卫生干预提供数据支撑。

2. 病原微生物基因组检测和监测

能够导致疾病的微生物很多，包括各种细菌和病毒，对经常引起各类疾病的微生物进行检测和监测对公共卫生管理来说至关重要。例如，能够产生志贺毒素的大肠杆菌（*Escherichia coli*），是一类常见的食源性细菌，其暴发会导致各种食品安全问题。早期的检测手段主要基于琼脂糖凝胶电泳，伴随测序手段的进步，目前的检测手段已经变成了全基因组测序。美国食品药品监督总局（FDA）构建了全国性的细菌基因组检测系统 GenomeTrakr（https://www.fda.gov/food/whole-genome-sequencing-wgs-program/genometrakr-network），用于对食品和环境中的样品进行全基因组测序[5-6]。对大肠杆菌进行全基因组测序能够检测到大肠杆菌不同菌落间基因组中最细小的变化，使得研究人员可以更好地了解不同病例之间的关系。除此以外，大肠杆菌全基因组测序还可以预测细菌的表型特征，如毒性、血清型和抗生素耐药性等。

结核杆菌（*Mycobacterium tuberculosis*）能导致烈性传染病肺结核。中等收入国家是世界上结核病负担最重的国家，对肺结核的监测和防控是一个重要的问题。直接从痰中对结核杆菌进行测序，从而研究环境中结核杆菌的分布对防控肺结核的暴发具有很大的帮助。全基因组测序同样帮助研究人员对疾病的暴发进行了准确的定义，构建结核杆菌暴发后的全基因组网络，能够帮助研究人员理解该种传染病的传染源，为结核杆菌所引起传染病的防治提供帮助[7]。

除细菌外，病毒传播导致的传染性疾病也不容忽视。季节性流感病毒疫苗的选择是一件复杂的全球性工作。传统的流感毒株鉴定方法需要从病毒培养开始，这对于某些需要经过多代培养的毒株（如 H3N2）来说具有很大挑战性，由于流感病毒是一种 RNA 病毒，且基因组片段化，极易发生突变和适应性进化。高通量测序技术的发展使得流感病毒的基因组变异监测变得更容易，使用逆转录酶对原始样品进行逆转录 PCR，随后对样品进行高通量测序便能够得到流感病毒的原始基因组样貌[8]。这种方法不仅快速，且蕴含有丰富的遗传信息，不仅能够用于重建流感病毒的系统发育历史，还能揭示流感病毒中的抗原漂移和耐药突变等信息。

在公共卫生领域，高通量基因组测序技术（NGS）在病原微生物基因组研究的另一应用是应对突发新发疫情。测序对于发现疫情、调查病例及溯源至关重要。2014—2016年埃博拉疫情期间，曾出现过与其他病例没有联系的"异常"病例，从流行病学调查的角度无法确定传染源，此时的测序结果显示"异常"患者的病毒序列与已知区域的病毒序列密切相关，对疫情的防控起到了重要的作用[9]。2019年暴发的新冠肺炎疫情防控非常依赖于NGS测序，在疫情暴发后很短的时间内，新冠病毒的基因组就已测序完成[10]。截至2020年底，在全球共享流感数据倡议组织（GISAID）（https://www.gisaid.org/）网站上已经有超过400万条新冠病毒基因组序列数据，这些病原基因组信息为科研人员及时了解病毒的进化、分型、传播方式，以及疫苗的研发等提供了高效的帮助。

3. 病原组高通量分离培养与测序

传统的病毒学研究方法主要基于科赫法则，需要针对特定的病原体进行培养，并进行反复实验验证。而面对近年来频繁暴发的传染病，一方面，传统的分离培养与测序方法已不能完全满足应对传染病的需求；另一方面，从局部部位采集的样品往往不能够完整反映病原微生物的整体情况，对种类有限的病毒开展研究费时费力，还容易误入歧途。除上述原因，病毒作为一种完全寄生的生物，对其研究需要合适的培养体系和动物模型，然而面对快速暴发的传染性病毒，细胞培养体系和动物模型很难在短时间内完整构建，因此对病毒进行基础研究相对困难。

病毒组（virome）概念的形成补充了传统病毒学的短板，通过对采集到的样品进行宏基因组测序，并鉴定其中所有的病毒序列。对病毒组进行测序能够鉴定特定生物个体、生物群体或特殊生态环境中携带的所有病毒合集[11-12]，包括已知的或未知的、内源的或外源的全部病毒。得益于高通量测序技术的蓬勃发展，病毒组的研究日益完善。使用宏基因组或宏转录组测序能够在无需大规模培养的情况下对微生物样本进行测序，这在环境样品的病原微生物监测中具有非常重要的意义[4]。

高通量分离培养技术依靠扩大细胞分析的数量增加分离的成功率，自目标微生物丰度相对较高的位置采集细胞样品，用单个细胞接种培养基的方法建立大量培养物，孵育并筛选，进而在培养物中获取目标微生物，并对其进行高通量测序。高通量分离培养技术对环境中丰度相对较低的微生物具有良好的分离能力，是传统微生物基因组测序的补充。该技术虽然处于早期阶段，但是对于病原基因组学的贡献具有不可估量的潜力[13]。在培养新型古细菌和细菌较为成功的基础上，对于病毒的高通量基因组测序技术潜力巨大[14]。

总之，NGS 技术的发展极大地推动了病原微生物基因组的发展，结合生物信息学突飞猛进的发展，正在改变着应对传染病的方式，为病原体鉴定、数据共享、疫苗开发、公共卫生防治等提供了不可估量的帮助。因此，继续推动病原微生物基因组学研究和病原体基因组测序技术的发展至关重要。

尽管目前 NGS 测序的大规模应用测定了非常多的病原基因组数据，但由于相关生物信息学分析软件匮乏、算法不足等问题的存在，对测序数据的分析往往流于表面，许多测序数据被埋没。针对这种现象，对测序数据的二次挖掘能够带来更加深入的理解，各种通用型或专用型生物信息学软件的开发也必不可少。

二、病原体基因组监测网络及数据共享系统

1. 病原体基因组监测网络

病原体在流行传播的过程中会产生不同程度的变异，虽然大部分可以稳定遗传的变异对病原体没有任何影响，但是少数会改变其传播特性、复制能力、组织嗜性、抗原性、耐药性或致病性，而正是这些少数的突变最终会导致疫情的不断反复、疫苗药物的失效及防控策略的改变。因此，当前传染病的监测网络不仅仅要了解病原体的分布和流行状况，还要深入揭示并且密切跟踪病原体全基因组变化的全过程，以实现对重大传染病的有效防控。

　　较早纳入病原体基因组监测网络的是流感病毒。流感病毒基因组的监测体现在点突变的监测和基因重排的监测：前者季节性流感病毒（如H3N2）产生抗原性漂移（antigenic drift），从而使得疫苗对当前毒株的保护性大大降低；而后者会造成抗原性转变（antigenic shift），并且产生全新的流感毒株（如2009年甲型H1N1流感暴发）而导致全球大流行。由于流感病毒对人类健康的危害重大，并具有变异（重组）形成全球大流行新病原体的潜质，因此是各国疾病控制机构密切监测的对象，并且不少国家也已经实现了基于全基因组序列的监测网络。然而，仅是国家层面的监控无法实现对流感病毒的有效防控。作为呼吸道病毒，流感病毒具有传播迅速和全球化分布的特征，因此跨国境传播已经成为常态，而国家层面的监测无法做到全球流感数据的及时共享，对于抵抗全球化传播的传染病不能起到关键作用。

　　中国于2008年4月开始运行国家法定传染病监测预警系统。截至2022年4月30日，已建成对40种法定传染病的实时网络监测系统，该系统包含了从乡镇到国家的5级传染病监测报告体系，以及从地市到国家的3级网络平台。监测系统主要基于各级各类医疗机构发现病例，通过全国传染病网络直报系统填报识别病例的流行病信息和病原体信息，各级疾控中心进行数据核实订正后传入中央数据库，中央数据库负责进行传染病监测数据的分析及预警信号的识别。传染病监测网络的运行提高了中国疾控预防控制水平，但随着新发传染病特别是新病毒基因型及变异株的不断涌现，以及跨区域甚至全球范围的传播，基于病例的被动监测存在不少问题，需进一步完善。

　　以诺如病毒监测网络为例。诺如病毒是快速变异及频繁重组的RNA病毒，病毒传播能力强，新出现的病毒基因型往往能很快引起全球的大流行。监测诺如病毒的新基因型别或变异株及其流行趋势改变对传染病的预警和防控都具有重要意义。中国诺如病毒监测网络（CaliciNet China）选择

31 个省市级中心实验室作为监测点，实施了标准化的基因分型方案及数据库，将暴发的流行病学资料和实验室检测信息相关联，旨在建立诺如病毒疫情的监测网络体系，开展人群诺如病毒流行株的基因型监测、发现新变异株及早期预警分析。2015 年及 2017 年，中国首次报道了新变异基因型 GⅡ.P17-GⅡ.17 及 GⅡ.P16-GⅡ.2 诺如病毒毒株的出现，但监测到该病毒型别时，病毒在人群中已广泛传播。因此，对于快速变异及传播能力强的传染病病毒，基于病例识别的被动监测网络存在如下缺陷：①需要持续开展大范围且具有代表性的人群监测才能了解流行的病毒型别分布和动态变化，需要耗费大量的人力物力且滞后于疫情的发展；②针对病例的监测较难捕捉到人群中潜在流行的病毒型别；③当前的监测存在采样偏差，不同区域的人群监测强度和范围不同，通过监测数据判断病毒在不同区域间的传播关系不够精准。

2. 多维度监测网络建设

近几年，随着测序技术的快速发展，通过对复杂环境样本包括水、空气及土壤中的病毒进行高通量测序，可以发现许多过去基于常规方法未能发现的新病毒谱及人群潜在流行的病毒。基于这些环境样本的病原体监测可以提供一种更为经济和可达的方式来了解人群病毒的流行规律。对广州市 2013—2018 年采集的污水中诺如病毒进行高通量测序及分型发现，污水中含有 9 种 GⅠ型和 14 种 GⅡ型诺如病毒，远远多于常规病例监测的基因型别。提示部分诺如病毒型别可能在人群潜在流行，并未引起大规模疫情或明显症状，而未能通过疾病监测系统发现。基于生活污水中诺如病毒的动态分布及同时期人群诺如病毒暴发疫情的对比研究发现，生活污水中不同基因型诺如病毒的丰度变化可以反映其在人群中的动态分布；生活污水的分子监测可以较疫情监测提前 2 个月发现新的变异毒株。这些研究结果证明，结合高通量测序和生活污水监测可以反映人群中消化道相关的诺如病毒分布，提供了一个更为可达的分子监测方法。诺如病毒的监测是一个非常有代表性的例子，反映了当前基于临床病例被动监测的缺陷，以及如果利用新的技术和多维度的监测来完善当前对这种快速变异且传播能力强的病毒的网络监测。

3. 全球病原体基因组数据共享系统

为了及时共享全球范围内流感基因组数据，非营利性组织 GISAID 于 2008 年建立，该组织形成了一套有效的数据共享机制，打消了国家和研究组对病原体基因组数据共享的疑虑，从而将各国的流感监测点联系起来，形成了一个病原体基因组数据的全球化监测网络。自建成以来，GISAID 和其组建的 EpiFlu 数据库在 2009 年新的重组毒株 H1N1 全球大流行、高致病性 H7N9 禽流感暴发等重要疫情中发挥了重要作用，让各国科学家均可以实时追踪疫情的进展及病原体进化的趋势。GISAID 的作用不仅局限于流感病毒，同时也接纳各种新病原体的数据，从而实现新发突发传染病基因组数据的第一时间共享。在新冠肺炎疫情中，GISAID 成为新冠病毒基因组数据第一时间共享的重要平台之一，并在疫情暴发的 20 个月内，积累了来自 180 个国家和地区的 400 多万条新冠病毒基因组数据，是全球疫情监测的重要数据来源。此外，中国国家生物信息中心在新冠肺炎疫情初期，建立了新冠病毒信息库 2019nCoVR，该库提供了基因组序列变异时空动态发展的监测和演化追踪。这些数据使得对全球范围内病毒的溯源、流行状况、相关变异毒株的出现和变化趋势的分析成为可能。

随着基因组测序技术的进步和广泛应用，测序及数据分析可以在现场短时间内完成，不再需要烦琐的步骤与专业的大型设备；各种整合了数据库和变异分析的在线工具的出现，也使得基因组流行病学能够更为简便地服务于非生物信息学专业人士和欠发达国家的公共卫生管理部门。然而，基因组流行病学的应用及有效性也受到一些因素的限制。首先，对于世界性的大流行，各地的采样和测序覆盖度深浅不一，数据库完整度有限导致"单倍型孤岛"的出现，进而影响病原体来源的追溯。其次，当疫情在局部地区暴发且传播迅速时，短期内检测到的病原基因组相似度较高，通过有限的突变位点可能无法进行准确的传播途径推断。再次，病原基因组的重组会给传播途径的推断带来干扰，如新冠病毒的自然重组现象已被证实[8]。另外，一些病原体尤其是 RNA 病毒突变速率较高，感染者个体内存在多种病原株且处于快速的动态变化中，因此，多个病原株在同一传播事件的共传播及采样时间的早晚均会增加传播规律研究的复杂度[9-10]。如何基于样本内变异更准确地推断传播规律仍是基因组流行病学亟待解决的重要问题。最后，数据库收录数据的信息完整度和全面性亟需提升和完善，如患者的临床症状信息、用药反应等，是未来进行深入分析和研究的基础。

三、病原体变异的生物信息学预测预警

在自然界中，病原微生物为了更好地生存、持续地感染更多宿主，通常会发生一系列有进化优势的变异。这些变异可以让病原体更加适应当前感染的宿主群体或跨越宿主的屏障进行感染。例如，截至 2022 年 1 月，肆虐全球的新冠病毒 Spike 蛋白上的 D614G 突变就被大量研究证明了其可以显著增强新冠病毒的复制能力和传播性[15-18]。已有研究表明，H7N9 禽流感病毒 PB2 蛋白上的 E627K 突变会加速病毒对宿主的适应性[5-7]。此外，病原体的优势进化并不仅限于基因组位点的变异，重组和重配也是一种重要的变异和产生新病原体的方式。研究表明，冠状病毒科频繁地发生重组从而产生对人类威胁更大的新型冠状病毒[19-22]。而对于片段性基因结构的病毒，如 2013 年的新型 H7N9 禽流感病毒也是通过连续基因组的重配跨越宿主的屏障从而感染人类[23-24]。由此可见，病原微生物的进化变异对其种群的延续是不可或缺的，但同时对人类社会的威胁也是极大的。如何先于病原体，预测可能的变异及其危害程度进而进行预警是应对大流行至关重要的一步。

生物信息学作为一门新兴的交叉学科，在病原体变异的预测预警工

作中起着重要的作用。而大数据时代的到来，一方面提供了海量的、多元多维的病原微生物数据，极大地便利了基于计算的变异预测预警研究；另一方面，也正因为数据量大而广给生物信息学的分析带来了新的挑战。总体而言，病原体变异的预测预警是通过生物信息学的方法对病原进化变异的规律进行模拟，再进一步进行预测。当前该研究包含两个关键点：第一，大数据的融合。大数据首要表现在数据量大，如截至 2021 年 10 月在 GISAID 数据库中就已经有超过 400 万条新冠病毒的高质量基因组数据。此外，数据类型广是大数据的另一种表现。针对病原微生物，可用的数据类型包括基因组数据、蛋白结构数据、流行病学数据甚至是宿主端各种与免疫相关的调控数据等。不同的数据提供不同的信息，同时其表现形式也不一样。所以，如何有效地整合病原大数据是病原变异预测预警的重要工作。第二，生物信息学方法的精准发展。不同类型的数据不仅提供的信息有差异，需要的生物信息学分析方法也会大相径庭。科研人员需要对整合后的病原大数据发展精准的分析方法，才能准确地对病原体变异进行预测预警。数学建模是病原体变异预测预警的重要工具。基于当前的病原数据挖掘不同变量之间的关系，从而构建病原体变异的数学模型，如致死率与时空的函数关系等，再通过构建的数学模型预测病原未来可能的变异及其危害性。此外，近年来人工智能技术已经涉及不同的科研领域并取得了重大成果，尤其是最近频繁取得重大突破性成果的深度学习算法，同样适合分析当前的病原大数据。抛开晦涩难懂的算法，深度学习简单地说是可以从数据中学习，自动构建特征模型，从而进行预测，并且数据量越大，对于变异的预测预警就更加准确。

病原体变异预测预警的首要步骤是基于生物信息学模拟病原的进化变异规律。一般来说，病原的分子进化变异主要体现在基因组的突变和重组、重配。由于基因组重组和重配机制复杂、影响因素多，目前针对这两种进化变异方式预测预警的生物信息学工作很少。例如，针对流感病毒重配的预测工作也仅仅是对重配热点地理区域进行估计[25]。而重组的预测研究则主要关注于基因组上重组热点区域（recombination hotspot region）的预测，这个方面的研究更偏向于模型和算法的选择和优化。针对不同的研究场景和数据量，科研人员开发了大量针对性的数学模型和预测算法[26]。值得一提的是，Kern 等人在 2020 年发展了一种预测基因组重组热点区的算法，创新地使用了深度学习的算法理念，这也为后续的重组预测预警工作提供了一条新的研究思路[27]。另外，由于病原的抗原变异直接影响疫苗的设计、传染病的治疗和防控等重要层面，其预测预警工作显得尤为重要。有研究者在经典的 SIRS（流行病学）模型中引入了基于抗原表位的抗原变异参数，从而预测下一个流感流行季中 H3N2 的发病状况[28]；Lassig 等人构建了一套针对 *HA* 基因序列的适应性模型，用于预测下一年可能的 H3N2 流感流行株[29]；最近一篇发表在《科学》的研究使用原本用于自然语言处理的算法来预测病毒蛋白质序列中能导致免疫逃逸的突变[30]。除了相关的模型和算法，研究人员还发展了一系列用于病原体变异预测预警的在线服务平台和数据库，用于对流感病毒进行早期预警[31]。平台整合了多项知识库和自行开发的多种预测模型，基于用户上传的流感基因序列能够快速预测其抗原、致病性和耐药性等多个表型特征，从而起到预警的作用。

　　大数据时代的来临和各学科的飞速发展，提供给科研人员的数据越来越充足，计算方法也越来越完善。相对地，给生物信息学对病原体变异进行预测预警的研究也带来了极大的挑战。从数据的角度，选择合适的数据类型并进行有效合理的整合是研究人员面临的第一座大山。病原体变异的预测预警可以以分子数据为基础，进一步整合病原流行学及宿主侧的数据。然而不同的数据类型无法进行直接组合，而是需要对不同数据形式进行标准化，再将其融合成一套完整的可分析性强的数据。从计算方法的角度，大数据不仅带来了海量的信息，同样也给预测算法带来了挑战。传统的预测模型或预测算法在处理当前的海量数据时往往显得力不从心。面对这样的"瓶颈"，一方面，需要对现有的算法进行改进，使其合理利用当前的计算资源尽可能地处理更多的数据量；另一方面，迫切需要发展基于人工智能的新算法。例如，基于深度学习的理论开发新算法去自动化地从病原体变异数据中寻找本质规律，进一步预测后续的变异及危害程度。任何基于生物信息学的预测算法都需要对其有效性进行验证，而针对病原体变异的预测预警研究，除了常规的回溯性验证外，设计动物实验针对性地对算法结果进行验证也是不可或缺的。目前病原体变异的生物信息学预测预警工作在全球均处于起步阶段，预测工作的有效性和正确率并不理想。在当前的大数据时代，基于合理的数据和方法发展精准的预测方法，通过实验验证后，再对病原体变异进行预测预警，尽早发现病原体变异，避免因病原体变异导致的大流行发生。

（宋述慧　李明锟　杨运桂）

参考文献

[1] ARMSTRONG G L, MACCANNELL D R, TAYLOR J, et al. Pathogen genomics in public health[J]. N Engl J Med, 2019, 381(26): 2569–2580.

[2] TURNBAUGH P J, LEY R E, HAMADY M, et al. The human microbiome project[J]. Nature, 2007, 449: 804–810.

[3] QIN J, LI R, RAES J, et al. A human gut microbial gene catalogue established by metagenomic sequencing[J]. Nature, 2010, 464(7285): 59–65.

[4] CARROLL D, DASZAK P, WOLFE N D, et al. The global virome project[J]. Science, 2018, 359: 872–874.

[5] ALLARD M W, BELL R, FERREIRA C M, et al. Genomics of foodborne pathogens for microbial food safety[J]. Curr Opin Biotechnol, 2018, 49: 224–229.

[6] ALLARD M W, STRAIN E, MELKA D, et al. Practical value of food pathogen traceability through building a whole-genome sequencing network and database[J]. J Clin Microbiol, 2016, 54: 1975–1983.

[7] DOYLE R M, BURGESS C, WILLIAMS R, et al. Direct whole–genome sequencing of sputum accurately identifies drug–resistant mycobacterium tuberculosis faster than MGIT culture sequencing[J]. J Clin Microbiol, 2018, 56(8): e00666–18.

[8] AMPOFO W K, AZZIZ–BAUMGARTNER E, BASHIR U, et al. Strengthening the influenza vaccine virus selection and development process: report of the 3rd WHO Informal Consultation for Improving Influenza Vaccine Virus Selection held at WHO headquarters, Geneva, Switzerland, 1–3 April 2014[J]. Vaccine, 2015, 33: 4368–4382.

[9] GARDY J L, LOMAN N J. Towards a genomics–informed, real–time, global pathogen surveillance system[J]. Nat Rev Genet, 2018, 19: 9–20.

[10] WU F, ZHAO S, YU B, et al. A new coronavirus associated with human respiratory disease in China[J]. Nature, 2020, 579: 265–269.

[11] LIANG G, BUSHMAN F D. The human virome: assembly, composition and host interactions[J]. Nat Rev Microbiol, 2021, 19: 514–527.

[12] ZHANG Y Y, CHEN Y, WEI X, et al. Viromes in marine ecosystems reveal remarkable invertebrate RNA virus diversity[J]. Sci China Life Sci, 2021. DOI: 10.1007/s11427–020–1936–2.

[13] LEWIS W H, TAHON G, GEESINK P, et al. Innovations to culturing the uncultured microbial majority[J]. Nat Rev Microbiol, 2021, 19: 225–240.

[14] LAGIER J C, DUBOURG G, MILLION M, et al. Culturing the human microbiota and culturomics[J]. Nat Rev Microbiol, 2018, 16: 540–550.

[15] KORBER B, FISCHER W M, GNANAKARAN S, et al. Tracking changes in SARS–CoV–2 spike: evidence that D614G increases infectivity of the COVID–19 virus[J]. Cell, 2020, 182: 812–827.

[16] PLANTE J A, LIU Y, LIU J, et al. Spike mutation D614G alters SARS–CoV–2 fitness[J]. Nature, 2021, 592: 116–121.

[17] VOLZ E, HILL V, MCCRONE J T, et al. Evaluating the effects of SARS–CoV–2 spike mutation D614G on transmissibility and pathogenicity[J]. Cell, 2021, 184: 64–75.

[18] WEISSMAN D, ALAMEH M G, DE SILVA T, et al. D614G spike mutation increases SARS CoV–2 susceptibility to neutralization[J]. Cell host & microbe, 2021, 29: 23–31.

[19] HU B, ZENG L P, YANG X L, et al. Discovery of a rich gene pool of bat SARS–related coronaviruses provides new insights into the origin of SARS coronavirus[J]. PLoS Pathog, 2021, 13: e1006698.

[20] LI X, GIORGI E E, MARICHANNEGOWDA M H, et al. Emergence of SARS−CoV−2 through recombination and strong purifying selection[J]. Sci Adv, 2020, 6(27): eabb9153.

[21] SABIR J S, LAM T T, AHMED M M, et al. Co−circulation of three camel coronavirus species and recombination of MERS−CoVs in Saudi Arabia[J]. Science, 2016, 351: 81−84.

[22] SU S, WONG G, SHI W, et al. Epidemiology, genetic recombination, and pathogenesis of coronaviruses[J]. Trends Microbiol, 2016, 24: 490−502.

[23] GAO R, CAO B, HU Y, et al. Human infection with a novel avian−origin influenza A (H7N9) virus[J]. N Engl J Med, 2013, 368: 1888−1897.

[24] WU A, SU C, WANG D, et al. Sequential reassortments underlie diverse influenza H7N9 genotypes in China[J]. Cell Host Microbe, 2013, 14: 446−452.

[25] FULLER T L, GILBERT M, MARTIN V, et al. Predicting hotspots for influenza virus reassortment[J]. Emerg Infect Dis, 2013, 19: 581−588.

[26] PAUL P, NAG D, CHAKRABORTY S. Recombination hotspots: models and tools for detection[J]. DNA repair (Amst), 2016, 40: 47−56.

[27] ADRION J R, GALLOWAY J G, KERN A D. Predicting the landscape of recombination using deep learning[J]. Mol Biol Evol, 2020, 37: 1790−1808.

[28] DU X, KING A A, WOODS R J, et al. Evolution−informed forecasting of seasonal influenza A (H3N2)[J]. Sci Transl Med, 2017, 9(413): eaan5325.

[29] LUKSZA M, LASSIG M. A predictive fitness model for influenza[J]. Nature, 2014, 507: 57−61.

[30] HIE B, ZHONG E D, BERGER B, et al. Learning the language of viral evolution and escape[J]. Science, 2021, 371: 284−288.

[31] LU C, CAI Z, ZOU Y, et al. FluPhenotype−a one−stop platform for early warnings of the influenza A virus[J]. Bioinformatics, 2020, 36: 3251−3253.

第六章
气候变化对大流行的威胁

　　研究发现，导致传染病的病原微生物中有2/3的病原体具有气候敏感性[1]。而历史上发生传染病大流行的过程中，气候环境因素更是起到重要的作用。从曾引起世界范围大流行的鼠疫耶尔森菌、霍乱弧菌和流感病毒，到新冠病毒，气候因素对疾病传播影响的科学证据已较为充分，影响机制也逐渐清晰；全球变暖更将深刻影响着传染病的流行特征，加剧新发突发传染病发生的风险。因此，探索气候变化对传染病尤其是大流行的影响，从而采取有效的行动策略以适应全球气候环境变化，是21世纪人类社会主动应对传染病重大挑战的关键举措。

一、气候变化与大流行

1.气候因素对传染病的影响

（1）呼吸道传染病

从 100 多年前的西班牙大流感，到 21 世纪以来的 2009 年甲型 H1N1 流感、SARS 和 COVID-19 疫情的大流行，呼吸道传染病逐渐成为人类面临新发突发传染病的巨大威胁。呼吸道传染病如冬季流感、人类呼吸道合胞病毒和多种人类冠状病毒发病都表现出明显的季节性特点，说明呼吸道传染病与气候因素存在一定程度上的关联性[2]。

流感的发病常呈季节性，在全球范围内，发病高峰期主要集中在冬季[3-4]，提示与季节性气候有明显关联。例如，研究者发现甲型 H1N1 流感在干冷环境下传播风险增加[5]，当相对湿度低于 20% 时，空气中流感病毒存活率增加，而当相对湿度大于 80% 时，流感病毒的传播风险则下降[6]。低温会延长流感病毒在空气中的存活时间，寒冷的天气使得人们更倾向于留在室内，有利于病毒的传播。除了温度与湿度外，也有研究认为极端气候事件如厄尔尼诺、拉尼娜等可影响流感的流行。

针对 SARS 冠状病毒与气候因素的研究中发现，SARS 冠状病毒的传播有特定的气候条件，SARS 冠状病毒的适宜传播气温在 15.5 ℃左右，气温过高或过低，SARS 冠状病毒在空气中的存活时间将减少[7]。在冷空气活动期间，气压上升的同时气流下沉，容易使病毒在低空悬浮聚集、浓度增加。同时，研究者还发现风速与 SARS 的二次发作率之间存在负相关关系，表明高风速可能有助于稀释和去除飞沫，缩短 SARS 冠状病毒在空中的悬浮时间[8]。降水可以影响空气中病毒的悬浮，降水较多时，雨水可将空气中和附着在物体表面的病毒载体冲洗掉，从而减少病毒的传播[9]。

（2）媒介传染病

随着全球气候变暖，媒介生物疾病如登革热的发病数量和地理范围呈现上升趋势。媒介传染病传播的重要决定因素包括媒介生物的存活率和繁殖率、媒介一年的活跃程度（叮咬率）及病原体在媒介生物体内的繁殖率[10]，而病原体、媒介生物或宿主的最佳生存和繁殖环境易受到气候条件的影响，这些气候因素包括温度、湿度、降水量、日照等。

气候因素（主要是气温和降雨量）可以通过影响鼠疫的宿主动物丰度和蚤指数，进而影响鼠疫的发生与分布。在中亚，研究者发现沙鼠中的鼠疫流行随着春季温度的上升和夏季的湿润而增加，温度升高 1 ℃将导致鼠疫流行率增加 50% 以上[11]。在对 1850—1964 年第三次鼠疫大流行的研究中，许磊等发现鼠疫的传播强度和降水量之间的非线性关联，在干旱条件下，降水的增加有利于媒介的生存和繁殖，从而增加鼠疫的传播强度；而在潮湿的条件下，降水的增加会减少中国南方黑线姬鼠等传染源的种群数量，相应地减少鼠疫的传播强度。当发生强降水事件时，传播媒介跳蚤种群数量增长会被抑制[12]。在越南的研究表明，湿度和降水共同调节跳蚤的种群密度进而影响鼠疫的传播[13]。

登革热和气候因素在全球和区域尺度都存在密切相关，全球登革热流行地区集中在东南亚、西太平洋和美洲等热带、亚热带地区。例如，中国广东的登革热暴发通常发生在相对较高的温度、降雨量峰值的 6 月和 7 月[14]，可能与极端气候事件如高温或强降雨有关[15]；此外，每月的最低温度和平均相对湿度与广州登革热的发生呈正相关，当月风速、温度、降雨与广州登革热的发生呈负相关[16]。气温升高造成登革热病毒的外潜伏期缩短，媒介伊蚊叮咬率增加，还可使蚊虫及其虫卵的活动期延长，增加了蚊媒传播病毒的时间。降雨增多则加速了媒介伊蚊的发育和繁殖，有利于病毒的扩散。疟疾曾是严重威胁人群健康的重要蚊媒传染病，自 2017 年起，中国本土已无疟疾病例，当前防控疟疾的重点是输入性引起的本地传播。研究发现，疟疾具有显著的季节性特征，且与气候因素（如温度、湿度、降水和日照时间等）存在密切联系[17]。

已有研究表明，气候条件的变化会加剧某些水、卫生疾病的风险，其中温度和降水起到了重要作用[18]。霍乱的暴发往往表现出明显的季节性趋势，如在亚洲，夏季和秋季是霍乱发病的高峰期[19]。环境温度的上升会导致霍乱弧菌菌群数量的增加，而干旱季节过后降水的增加会导致霍乱的大规模传播[20]。细菌性痢疾同样受到温度和降水的影响，安徽的研究表明，温度上升会增加细菌性痢疾发病的风险[21]，极端天气事件（如洪涝的发生）也可导致发病数量的增加[22]。

2. 气候变化增加新发传染病流行的风险

气候变化背景下，地表温度持续升高，海平面上升，降雨模式发生改变，极端事件如洪涝、干旱、热浪、寒潮、飓风、强对流天气等发生频率和强度不断增加。这些变化通过影响病原体、传播媒介和中间宿主，从根本上改变了传染病的传播规律和流行特征，加速了传染病的传播，同时增加了新发传染病的发生风险。

病原体的生长繁殖周期依赖于合适的气候条件，温度升高和降水增多会影响病原体及其载体的基本繁殖率[23]。气候变化造成的极端气候事件如强降雨的增加，会造成淡水资源污染，受污染的水体成为孳生病原体的重要场所[22]。此外，气候条件如温度、降雨和湿度是影响病媒和中间宿主活动范围的关键因素，气候变化会造成某些传染病向高纬度或高海拔地区蔓延。例如，温度升高使美国的莱姆病病原体的传播媒介黑足蜱向加拿大扩散，导致加拿大莱姆病病例增加[24]。极端气候事件造成的水污染也为如血吸虫、后睾吸虫等提供了在蜗牛、鱼类或其他水生动物等中间宿主与人类之间的感染路径[25]。气候变化引起的病媒生物地理性扩张不仅意味着传染病传播风险的增加，还意味着这些携带疾病的媒介生物可能引发新的地方病。此外，局部地区气温持续上升可能会影响人群的行为，延长宿主活动的时间，改变病原体的活跃性，进而导致传染病流行或发病的持续时间增加。

全球气温升高和降水模式改变会影响植物生存环境，从而改变鸟类、啮齿类动物及其他哺乳类动物的迁移模式[26]。病原体会依附海洋、陆生或空中的动植物而进行传播，大大增加了疾病蔓延到人类的风险。在 H5N1 高致病性禽流感疫情早期，野生鸟类迁徙被认为是一个关键的疾病传播因素[27]。另外，气温升高带来的暖冬可能使需要迁徙过冬的宿主种群继续居留在原地，但暖冬进一步提高了病原体在冬天的存活率，使居留的生物种群增加了感染这些病原体的风险，从而增加了传染病传播到人类社会的可能。气候变化会打破生态系统中种群数量的平衡，其中包括病原体和宿主的相互作用[28]，如温度升高会增加宿主的免疫力，但同时会增强病原体的生长繁殖能力，最终导致感染概率的增加。生态平衡的破坏可能会产生新的物种配对，如气候变化使得森林病毒离开其自然扩增周期，从而产生新型传染病感染人类与牲畜[29]。

　　气候变化引起的恶劣天气会造成野生动植物栖息地的丧失或退化，迫使野生动植物改变栖息地范围，打破原来人与动植物的地理限制，人与野生动植物更加密切接触，增加人类接触野外病原体的机会。有证据表明，近年来的新发传染病与野生动植物栖息地的改变有非常大的关联[30]。另外，全球平均气温升高导致大量的冰川和冻土融化，有可能释放出被封存在其中万年之久的远古病毒。有研究发现，西藏融化冰川的冰芯中存在 33 种被埋葬了 1.5 万年的病毒，其中 28 种是新病毒，新病毒的出现给人类健康带来巨大的风险。但也有学者认为，目前尚未在冰川冻土中发现人类病原体的存在，且病毒解封需要一定的条件甚至人为的干预，完全在自然条件下发生的概率非常低[31]。

　　自然界中的病原体与宿主之间常常处于此消彼长的动态过程，当病原体占据上风时就会出现相应疾病在人群中的传播甚至引起大范围暴发。而在 21 世纪，人类正处于一个全球气候和生态环境持续变化的时代，同时各种新发突发传染病相继出现和暴发。21 世纪以来新型病原体的频繁出现，很可能是由于气候变化破坏了数万年来物种共同进化的自然过程，使病原体加速变异进而感染新的宿主，甚至脱离自然环境进入人类社会，加快了新发传染病在人类社会的出现和蔓延。

二、气候因素对 COVID-19 疫情的影响

COVID-19 是一种呼吸道传染病，主要通过飞沫传播和接触传播，自 2020 年暴发后迅速蔓延，已席卷世界上几乎所有国家。截至 2021 年 9 月，COVID-19 疫情已经造成全球范围内超过 2.34 亿人感染和超过 479 万人死亡[32]，成为当前最为严重的公共卫生危机。SARS-CoV-2 引起的呼吸道感染大多取决于宿主的活动范围、生理状态、病毒的持久性、动态性和受感染人群的免疫能力，其中气候因素是影响其传播的主要调节变量。此外，气候因素对 COVID-19 疫情的影响机制十分复杂，主要通过改变病原体、宿主免疫力和易感人群行为来影响病毒的传播及机体感染的严重程度。

1. 大气环境与 COVID-19 之间的关联

温度、湿度和风速等气候因素是导致呼吸道病毒感染季节性变化的重要因素。在全球范围内，温度和 COVID-19 发病率之间总体呈负相关，当平均温度低于 21 ℃时，COVID-19 的日新发病例数急剧下降。一项全球 166 个国家的研究结果显示，温度每上升 1 ℃，每日新发病例减少 3.08%，每日新增死亡病例减少 1.19%[33]。在气温较高的城市，最低温度每增加 1 ℃，确诊病例的累积数量就会减少 0.86%[34]。另一项全球 127 个国家的研究发现，气温与 COVID-19 新增病例之间呈非线性关系，且 20 ℃以上的高温对 COVID-19 的发病有积极影响[35]。昼夜温差则与每日新增病例数呈正向的线性相关关系，而当昼夜温差高于均值时（9.53 ℃），这种正向关联更为明显[36]。而中国的一些研究则报告了 COVID-19 和昼夜温差之间研究结论相反的关系，发现昼夜温差的增加与日确诊病例数的减少有关[37]。

湿度与 COVID-19 发病呈非线性负相关。相对湿度每上升 1%，每日新发病例将减少 0.85%，每日新增死亡病例将减少 0.51%[33]。当相对湿度低于 66.83% 时，COVID-19 发生的风险将随着相对湿度的增加而降低；当相对湿度高于 66.83% 时，相对风险将随滞后天数的增加而变化[36]。在武汉，相对湿度与 COVID-19 的每日死亡人数成反比（$r = -0.32$），且滞后 3 天的降幅最大[38]。美国的一项研究同样报告了类似的负相关性[39]。温度和湿度存在明显的交互作用。当温度低于 21 ℃、相对湿度低于 64% 时，温度和相对湿度与每日病例数呈负相关关系。当温度高于 21 ℃、相对湿度高于 64% 时，出现了弱的正相关[33]。同时，风速同样与每日病例数呈非线性负相关，当风速高于 7 m/s 时，这种负相关性更为明显。光照可增加人体维生素 D 含量，与 COVID-19 的死亡率呈负相关[40]。

空气污染也可对 COVID-19 的流行产生影响。空气中的颗粒物可作为病毒传播的载体，有助于实现新冠病毒的气溶胶传播[41]。在英国，研究发现 PM2.5 和空气污染水平与 COVID-19 的发病率、死亡率和病死率之间均呈正相关，NO_2 和 PM2.5 浓度每增加 1 μg/m³，COVID-19 的死亡率分别增加 0.5% 和 1.4%[42]。印度地区的研究报告表明，空气质量较好的地区显示出更多的 COVID-19 的恢复数量[43]，而中国、意大利、俄罗斯、智利和卡塔尔等经历严重空气污染的特定地区，PM2.5 和 NO_2 浓度水平较高，显示出新冠病毒的高感染率和 COVID-19 的高严重程度[44]。

当前，气候环境因素与 COVID-19 疫情之间关系的研究结论仍存在差异和较大不确定性，甚至相反的结论，这可能是由于世界各地区之间气候环境特征、人口特征、社会环境及研究所使用数据、模型、方法之间存在差异。未来仍需要更多高质量的研究证据定量说明气候因素对 COVID-19 的影响。

2. 气候因素对新冠病毒的影响机制

对新冠病毒的影响。新冠病毒是一种包膜病毒，对温度十分敏感，能在人体可承受温度范围内被灭活[45]。温度可影响病毒的表皮蛋白和脂质膜，较低的温度有利于稳固流感病毒包膜脂质结构的顺序，提高其稳定性[46]。在 20 ℃环境中，从玻璃、不锈钢及纸质和聚合体钞票等普通表面分离出的 SARS-CoV-2 存活期长达 28 天。相反，当温度上升到 40 ℃时，新冠病毒的半衰期减少到仅几小时[47]。

温度和湿度具有明显的交互作用，当平均相对湿度在 67% ～ 85.5% 时，温度每增加 1 ℃，COVID-19 每日确诊病例会减少 36% ～ 57%。低湿环境有利于受感染人体所呼出的气溶胶中的水分迅速蒸发，形成飞沫核，提高流感病毒的生存能力和传播能力[48]。因此，病毒在中纬度地区凉爽和干燥的冬季环境中存活率较高，而在温暖和潮湿的热带气候下，呼吸道飞沫吸收水分，体积增大，更容易在物体表面沉降。

紫外线辐射剂量尤其是高能量的紫外线 C 波段辐射的增加，不利于 DNA 和 RNA 病毒的生存。紫外线辐射会减少新冠病毒在气溶胶和物体表面的存活率，并且新冠病毒已被证明在模拟阳光下能迅速灭活。空气颗粒物可以作为病毒的运输媒介，提高病毒在气溶胶中的存活率及稳定性。同时，颗粒物也可以通过沉积病毒活性高的被子（指被污染后可以将病原体传播给新宿主的无生命物体），从而直接或间接地提高病毒的气溶胶传播潜力[49]。

对人体免疫的影响。温度和湿度亦可影响人类机体的抗病毒防御机制。免疫系统本身对湿度和温度十分敏感。先天免疫系统在体外温度低时，体内干扰素刺激基因的表达可能会减少[50]。温度的突然大幅变化会使人类免疫防御的体温调节调整不足，导致人体对各种疾病的抵抗力降低。干燥的空气还会抑制气管和肺部的上皮细胞修复，并损害包括先天性抗病毒防御和组织的修复功能[51]在内的免疫系统反应，进一步降低身体抵御感染的能力。此外，在寒冷和干燥的条件下，人体鼻腔和支气管黏膜清除功能也会受到影响。虽然大多数研究已经确定了免疫系统对低温和低湿度条件的敏感性，但环境温度突然大幅变化会使人类免疫防御系统反应滞后，机体体温调节缓慢，导致人体对各种病原体的抵抗力降低，增加流感感染风险和呼吸道传染病死亡率[52]。温湿度对机体免疫能力的负面影响可能利于新冠病毒在人群中的传播。

光照可增加人体维生素 D 含量，研究证据表明，维生素 D 可减少炎症细胞因子产生的风险，从而减少 COVID-19 的感染风险[53]。相反，长期暴露于细颗粒物、臭氧和二氧化氮会导致人体免疫系统失调，如炎症细胞因子和趋化因子的过度表达，使新冠病毒在人体内的感染情况恶化，增加疾病症状的严重性，甚至导致死亡。这意味着具有空气污染暴露史的脆弱人群在面对病毒感染时，更有可能并发合并症，包括心血管疾病、呼吸系统疾病、糖尿病和高血压[54]。

对人群行为的影响。温度可对人群行为产生巨大影响。在炎热的气候下，人们更愿意待在有空调的室内。空调的使用会导致室内外空气流通性下降，病毒在室内的传播风险也会增加[55]。当人群处于高温天气的室外时，戴口罩会增加面部温度和不适感[56]，这可能会降低在炎热或潮湿条件下人群的口罩使用率，从而增加人群在室外的感染风险。而当室外温度很低或有降水时，人们往往更多聚集在通风不良的室内环境中，增加室内感染风险。这种人群的行为变化可以解释新冠病毒感染与传播所呈现的季节性现象模式[57]。

新冠病毒传播通常发生在相对封闭的空间[55]，因此通风条件和气流被认为是新冠病毒室内传播的重要影响因素，建筑物内空气交换率增加可以减少室内传播的可能性。室外的气象条件对室内空气交换率有很大影响，如气温很高或很低、空气质量较差时，人们会减少室内开窗通风的次数，从而增加病毒在室内传播的可能。

3. 气候变化与COVID-19疫情大流行

科学界普遍认为病毒最可能来自野生哺乳动物，而流行性人畜共患病通常是由气候变化、洪水或其他极端天气事件引发的。许多人畜共患病如禽流感和狂犬病对气候变化敏感，在外界环境不断变化的情况下，一些病原体和宿主动物的生存状况可能变差，它们会在某些地方消失，并因此失去种群调节功能，或者其他物种会在其消失后取代它们并形成新的生态。自然界的这些生态演变往往不易为人类所察觉，因而由气候变化所引起的新发传染病从自然环境进入人类社会时，极有可能会给公众健康带来巨大威胁。

尽管有相当数量的研究在探索气候环境对 COVID-19 存在的影响，但目前的研究结论仍存在不确定性。气候变化的影响是长期且持续的，而当前 COVID-19 的流行只有短短两年时间跨度。由于 COVID-19 对世界范围内人们的健康影响巨大，各国政府和相关部门均出台实施了相应的防治政策，当前气候环境因素与疫情的传播很大程度上受到人为因素的干扰。然而，当前全球都处于气温上升、降水模式改变、极端天气事件频发的气候变化背景下，与 COVID-19 类似的新发传染病在未来或许会再次发生。这使我们不得不关注气候环境因素在当前全球最为严重的公共卫生危机中所扮演的角色和作用并加以应对，如开发能够预测 COVID-19 未来传播规律的气候模型，制定适应各国国情的传染病应对措施，以此来应对气候变化和疫情传播。

三、气候变化下传染病风险的应对策略

气候变化可通过影响病原体的繁殖能力、生存时间和毒力表达，传播媒介或中间宿主的时空分布，以及对人类行为和生活方式的影响，改变传染病传播规律和流行特征。人类是休戚与共的命运共同体，在如今高度全球化的时代，应重视传染病大流行的巨大威胁。为应对气候变化下的传染病风险，各部门和机构需要通力合作，在传统的流行病学和气象学基础上，结合多学科理念和知识体系，监控传染病媒介生物在气候变化影响下的动

态时空分布规律，建立基于气候预测技术的传染病早期预警系统，并开展相应的健康教育和科学普及。

1. 传染病传播媒介的时空分布监测与控制

在气候变化对传染病疾病的影响中，以媒介传染病最为敏感[58]。加强对重要传染病媒介生物的时空分布监测是应对此健康风险的重要手段。一方面要监测媒介传染病的主要流行区，在重点或高风险区域内充分考虑健康、生态和社会效益的最大化，开展媒介生物可持续控制，以实现媒介生物的常规长效控制及媒介生物传染病风险的精准管控；另一方面，我们要警示因气候变化影响媒介生物空间分布变化导致可能出现的新流行区，提早开展相关干预控制措施，来应对气候变化带来的潜在传染病健康风险。此外，还需认清媒介生物监测的盲区和薄弱点，进一步扩大和完善媒介生物的时空分布监测系统。同时，注意因气候变化导致外来入侵病媒生物的时空分布情况，综合多学科考虑采取及时的应对措施。

2. 构建基于传染病风险的气象条件预警

气候敏感性传染病的暴发流行往往遵循一定的季节性规律并有特定的高风险气象诱因。理解各种气象条件如何影响传染病动力学及流行特征，结合生态学和流行病学调查，确定发生疫情风险的气候条件并发布预警，从而提高应对能力，在疾病流行早期迅速实施强有力的干预措施，及时扑灭疫情甚至阻止疫情的发生。一方面，通过对未来短时间内的气象条件的预测，提供传染病的综合风险指数，提高人群的安全避险意识，在个体层面降低由于环境暴露导致的传染病感染风险；另一方面，通过对未来中长时间段内的气候预测追踪，模拟不同情境下传染病的感染趋势，为相关部门的传染病防控策略制定提供参考，在群体层面提高气候变化适应能力。个体和群体防控体系同时建立、有机结合，保证短时收益和长期收益，综合应对因气候变化导致的新发传染病风险。

3. 极端天气事件的传染病风险评估

气候变化背景下极端天气事件发生频率和强度不断增加，往往导致灾区传染病暴发流行，造成"大灾之后必有大疫"的现象。因此，对极端天气事件的预警和传染病风险评估显得尤其重要。首先，应从气象学入手，捕捉并识别这类极端天气事件的早期信号和驱动因子，从中提炼具有可预报性的关键驱动因子及其发生异常的早期判识指标，从而实现高精确度的极端天气事件预测，做到灾前预警。其次，基于大量多层级的流行病学数据，充分利用"自然人群实验"开展科学研究，确定不同极端天气事件的风险重要性和风险的滞后效应、预估未来不同时间段归因于极端天气事件的疾病和经济负担，如超额发病、超额死亡数、住院费用等，从而明确极端天气事件发生后疫情流行的具体高风险时间、地区、人群，为灾后防疫控疫提供指导。

4. 开展气候变化下传染病风险的健康教育

气候变化对人类行为同样产生了深远的影响，开展应对气候变化的健康教育，对于降低传染病风险十分重要。一方面，向人群普及传染病的高风险气象条件和事件，提高公众的传染病安全素养及风险认知规避能力；另一方面，面对不同的气象条件和事件，有针对性地宣传传染病防控知识，如在夏季高温时期，应注意饮食卫生，预防食源性传染病和虫媒传染病，在冬季寒冷时期，应注意室内通风，预防呼吸道传染病等。

综上所述，全球气候变化可通过对病原体、媒介、宿主和人类直接或间接的影响，造成新发突发传染病在人群中的感染和传播，引起大规模流行或暴发，使人类健康面临严重威胁。需要基于多学科交叉融合的技术手段，开展系统的监测控制、预测预警及健康教育等措施，从而有效地应对气候变化下传染病风险的重大挑战。

（黄存瑞 许 磊）

参考文献

[1] MCINTYRE K, SETZKORN C, HEPWORTH P, et al. Systematic assessment of the climate sensitivity of important human and domestic animals pathogens in Europe[J]. Scientific reports, 2017, 7(1): 7134.

[2] ZHENG X, SONG Z, LI Y, et al. Possible interference between seasonal epidemics of influenza and other respiratory viruses in Hong Kong, 2014 - 2017[J]. BMC infectious diseases, 2017, 17(1): 772.

[3] LI Y, REEVES R, WANG X, et al. Global patterns in monthly activity of influenza virus, respiratory syncytial virus, parainfluenza virus, and metapneumovirus: a systematic analysis[J]. Lancet global health, 2019, 7(8): e1031-e1045.

[4] NEWMAN L, BHAT N, FLEMING J, et al. Global influenza seasonality to inform country-level vaccine programs: an analysis of WHO FluNet influenza surveillance data between 2011 and 2016[J]. PLoS one, 2018, 13(2): e0193263.

[5] SU W, LIU T, GENG X, et al. Seasonal pattern of influenza and the association with meteorological factors based on wavelet analysis in Jinan City, Eastern China, 2013 - 2016[J]. PeerJ, 2020, 8: e8626.

[6] CHUN B-C, HONG K, HWANG H, et al. Effects of the El Niño southern oscillation on influenza peak activity timing[J]. Online journal of public health informatics, 2019, 11: 1.

[7] TAN J, MU L, HUANG J, et al. An initial investigation of the association between the SARS outbreak and weather: with the view of the environmental temperature and its variation[J]. Journal of epidemiology community health, 2005, 59(3): 186-192.

[8] CAI Q, LU J, XU Q, et al. Influence of meteorological factors and air pollution on the outbreak of severe acute respiratory syndrome[J]. Public health, 2007, 121(4): 258-265.

[9] GARDNER E, KELTON D, POLJAK Z, et al. A case-crossover analysis of the impact of weather on primary cases of Middle East respiratory syndrome[J]. BMC infectious diseases, 2019, 19(1): 113.

[10] ROCKLÖV J, DUBROW R. Climate change: an enduring challenge for vector-borne disease prevention and control[J]. Nature immunology, 2020, 21(5): 479-483.

[11] STENSETH N C, SAMIA N I, VILJUGREIN H, et al. Plague dynamics are driven by climate variation[J]. Proceedings of the National Academy of Sciences, 2006, 103(35): 13110-

13115.

[12] XU L, LIU Q, STIGE L, et al. Nonlinear effect of climate on plague during the third pandemic in China[J]. Proceedings of the National Academy of Sciences, 2011, 108(25): 10214–10219.

[13] KRASNOV B, KHOKHLOVA I, FIELDEN L, et al. Time of survival under starvation in two flea species (Siphonaptera: Pulicidae) at different air temperatures and relative humidities[J]. Journal of vector ecology, 2002, 27(1): 70–81.

[14] WANG X, TANG S, WU J, et al. A combination of climatic conditions determines major within–season dengue outbreaks in Guangdong Province, China[J]. Parasites vectors, 2019, 12(1): 1–10.

[15] CHENG J, BAMBRICK H, YAKOB L, et al. Extreme weather conditions and dengue outbreak in Guangdong, China: spatial heterogeneity based on climate variability[J]. Environmental research, 2021, 196: 110900.

[16] XU L, STIGE L C, CHAN K, et al. Climate variation drives dengue dynamics[J]. Proceedings of the National Academy of Sciences, 2017, 114(1): 113–118.

[17] XIANG J, HANSEN A, LIU Q, et al. Association between malaria incidence and meteorological factors: a multi–location study in China, 2005 - 2012[J]. Epidemiology Infection, 2018, 146(1): 89–99.

[18] CISSÉ G. Food–borne and water–borne diseases under climate change in low–and middle–income countries: further efforts needed for reducing environmental health exposure risks[J]. Acta tropica, 2019, 194: 181–188.

[19] BARACCHINI T, KING A, BOUMA M, et al. Seasonality in cholera dynamics: a rainfall–driven model explains the wide range of patterns in endemic areas[J]. Advances in water resources, 2017, 108: 357–366.

[20] CAMACHO A, BOUHENIA M, ALYUSFI R, et al. Cholera epidemic in Yemen, 2016–18: an analysis of surveillance data[J]. Lancet global health, 2018, 6(6): e680–e690.

[21] HAO Y, LIAO W, MA W, et al. Effects of ambient temperature on bacillary dysentery: a multi–city analysis in Anhui Province, China[J]. Science of the total environment, 2019, 671: 1206–1213.

[22] ZHANG N, SONG D, ZHANG J, et al. The impact of the 2016 flood event in Anhui Province, China on infectious diarrhea disease: an interrupted time–series study[J]. Environment international, 2019, 127: 801–809.

[23] YI L, XU X, GE W, et al. The impact of climate variability on infectious disease transmission in China: current knowledge and further directions[J]. Environmental research, 2019, 173: 255–261.

[24] MCPHERSON M, GARCÍA A, CUESTA–VALERO F, et al. Expansion of the Lyme disease vector Ixodes scapularis in Canada inferred from CMIP5 climate projections[J]. Environmental health perspectives, 2017, 125(5): 057008.

[25] MCMAHON B, MORAND S, GRAY J. Ecosystem change and zoonoses in the Anthropocene[J]. Zoonoses public health, 2018, 65(7): 755–765.

[26] LI Q. The situation and responses of emerging infectious diseases in China[J]. Chinese Journal of disease control prevention, 2020, 24(2): 125–127,244.

[27] MENG W, YANG Q, VRANCKEN B, et al. New evidence for the east‐west spread of the highly pathogenic avian influenza H5N1 virus between Central Asian and east Asian–Australasian flyways in China[J]. Emerging microbes infections, 2019, 8(1): 823–826.

[28] MACHALABA C, KARESH W. Emerging infectious disease risk: shared drivers with environmental change[J]. Revue Scientifique ET Technique, 2017, 36(2): 435–444.

[29] BRATTIG N, TANNER M, BERGQUIST R, et al. Impact of environmental changes on infectious diseases: key findings from an international conference in Trieste, Italy in May 2017[J]. Acta tropica, 2021, 213: 105165.

[30] LIU Q, XU W, LU S, et al. Landscape of emerging and re–emerging infectious diseases in China: impact of ecology, climate, and behavior[J]. Frontiers of medicine, 2018, 12(1): 3–22.

[31] ZIMMER C. A planet of viruses[M]. Chicago: University of Chicago Press, 2021.

[32] WHO. WHO coronavirus (COVID–19) dashboard[EB/OL]. (2021–09–30)[2021–09–30]. https://covid19.who.int/.

[33] WU Y, JING W, LIU J, et al. Effects of temperature and humidity on the daily new cases and new deaths of COVID–19 in 166 countries[J]. Science of the total environment, 2020, 729: 139051.

[34] WANG M, JIANG A, GONG L, et al. Temperature significant change COVID–19 transmission in 429 cities[J]. Medrxiv (Preprint), 2020. DOI: https://doi.org/10.1101/2020.0 2.22.20025791.

[35] YUAN J, WU Y, JING W, et al. Non–linear correlation between daily new cases of COVID–19 and meteorological factors in 127 countries[J]. Environmental research, 2021, 193: 110521.

大流行：挑战与应对

[36] YUAN J, WU Y, JING W, et al. Association between meteorological factors and daily new cases of COVID-19 in 188 countries: a time series analysis[J]. Science of the total environment, 2021, 780: 146538.

[37] LIU J, ZHOU J, YAO J, et al. Impact of meteorological factors on the COVID-19 transmission: a multi-city study in China[J]. Science of the total environment, 2020, 726: 138513.

[38] MA Y, ZHAO Y, LIU J, et al. Effects of temperature variation and humidity on the death of COVID-19 in Wuhan, China[J]. Science of the total environment, 2020, 724: 138226.

[39] BASHIR M F, MA B, KOMAL B, et al. Correlation between climate indicators and COVID-19 pandemic in New York, USA[J]. Science of the total environment, 2020, 728: 138835.

[40] WHITTEMORE P. COVID-19 fatalities, latitude, sunlight, and vitamin D[J]. American journal of infection control, 2020, 48(9): 1042-1044.

[41] SANGKHAM S, THONGTIP S, VONGRUANG P, et al. Influence of air pollution and meteorological factors on the spread of COVID-19 in the Bangkok Metropolitan Region and air quality during the outbreak[J]. Environmental research, 2021, 197: 111104.

[42] KONSTANTINOUDIS G, PADELLINI T, BENNETT J, et al. Long-term exposure to air-pollution and COVID-19 mortality in England: a hierarchical spatial analysis[J]. Environment international, 2021, 146: 106316.

[43] SAHA B, DEBNATH A, SAHA B, et al. Analysis and finding the correlation of air quality parameters on the spread and deceased case of COVID-19 patients in India[J]. Research square (Preprint), 2020. DOI:10.21203/rs.3.rs-34647/v1.

[44] PAITAL B, AGRAWAL P K. Air pollution by NO_2 and PM2.5 explains COVID-19 infection severity by overexpression of angiotensin-converting enzyme 2 in respiratory cells: a review[J]. Environmental chemistry letters, 2021, 19(1): 25-42.

[45] COHEN M. Turning up the heat on COVID-19: heat as a therapeutic intervention[J]. F1000Research, 2020, 9: 292.

[46] POLOZOV I, BEZRUKOV L, GAWRISCH K, et al. Progressive ordering with decreasing temperature of the phospholipids of influenza virus[J]. Nature chemical biology, 2008, 4(4): 248-255.

[47] RIDDELL S, GOLDIE S, HILL A, et al. The effect of temperature on persistence of SARS-CoV-2 on common surfaces[J]. Virology journal, 2020, 17(1): 1-7.

[48]　WEINSTEIN R A, BRIDGES C B, KUEHNERT M J, et al. Transmission of influenza:
　　　implications for control in health care settings[J]. Clinical infectious diseases, 2003, 37(8):
　　　1094−1101.

[49]　KUMAR S, SINGH R, KUMARI N, et al. Current understanding of the influence of
　　　environmental factors on SARS−CoV−2 transmission, persistence, and infectivity[J].
　　　Environmental science pollution research, 2021, 28(6): 6267−6288.

[50]　IVASHKIV L, DONLIN L. Regulation of type I interferon responses[J]. Nature reviews
　　　immunology, 2014, 14(1): 36−49.

[51]　KUDO E, SONG E, YOCKEY L J, et al. Low ambient humidity impairs barrier function and
　　　innate resistance against influenza infection[J]. Proceedings of the National Academy of
　　　Sciences, 2019, 116(22): 10905−10910.

[52]　LIU Q, TAN Z−M, SUN J, et al. Changing rapid weather variability increases influenza
　　　epidemic risk in a warming climate[J]. Environmental research letters, 2020, 15(4): 044004.

[53]　MERCOLA J, GRANT W B, WAGNER C L. Evidence regarding vitamin D and risk of
　　　COVID−19 and its severity[J]. Nutrients, 2020, 12(11): 3361.

[54]　YANG J, ZHENG Y, GOU X, et al. Prevalence of comorbidities and its effects in patients
　　　infected with SARS−CoV−2: a systematic review and meta−analysis[J]. International journal
　　　of infectious diseases, 2020, 94: 91−95.

[55]　European Centre for Disease Prevention and Control. Heating, ventilation, and air−
　　　conditioning systems in the context of COVID−19[EB/OL]. (2020−06−22)[2021−10−18].
　　　https://www.ecdc.europa.eu/sites/default/files/documents/Ventilation−in−the−context−of−
　　　COVID−19.pdf.

[56]　SCARANO A, INCHINGOLO F, LORUSSO F. Facial skin temperature and discomfort when
　　　wearing protective face masks: thermal infrared imaging evaluation and hands moving the
　　　mask[J]. International journal of environmental research public health, 2020, 17(13): 4624.

[57]　AUDI A, ALIBRAHIM M, KADDOURA M, et al. Seasonality of respiratory viral infections:
　　　will COVID−19 follow suit?[J]. Frontiers in public health, 2020, 8: 576.

[58]　刘起勇. 气候变化对中国媒介生物传染病的影响及应对：重大研究发现及未来研究
　　　建议[J]. 中国媒介生物学及控制杂志, 2021, 32(1): 1−11.

第七章
全球化与大流行

　　全球化与大流行之间存在相互影响的关系。在全球化对大流行的影响中，一方面，由全球化所带来的城镇化和环境改变等因素让病原体脱离了原来相对稳定的生存环境，更加容易进入人类社会，提升了大流行暴发的风险。同时，人员和贸易的频繁往来进一步加剧了大流行传播的风险。此外，全球化促使低收入国家人才流失，导致其基本医疗服务与大流行应对体系更加脆弱。另一方面，全球化通过促进国际抗疫合作、优化医药及防控物资的供应链、加强双多边援助提升了全球应对大流行的治理能力，为制定全球最优防控应对策略做出了重要贡献。在大流行对全球化的影响中，一方面，大流行促进了各国之间知识技术的信息分享和开源合作，提升了各国卫生体系的韧性。数字化技术领域的创新开发与大规模应用也在大流行期间得到了巨大的发展。大流行期间各机构间的国际协作及保障医疗物资运输方面的改革也被重点关注。另一方面，大流行导致了严重的经济衰退，从根本上动摇了全球化贸易和发展的格局。在未来全球化和大流行都不可避免的情况下，中国提出了构建人类卫生健康共同体倡议，为完善全球卫生治理体系、防范与应对全球性公共卫生安全威胁贡献中国智慧和中国方案。

一、全球化对大流行的影响

随着空间边界的变化，Lee 认为全球化正在导致我们对时间的体验和感知方式发生改变。全球化正在重塑自然和人为现象发生的时间表，以及应对这些现象的可用和必要时间。例如，由于人口流动的数量、频率和速度增加，一些传染病大流行在全球的传播变得更快。同样，由于全球信息和通信系统的发展，检测和报告疾病暴发的潜能也得到了提高[1]。全球化这一认知维度，源于一系列具有全球影响力的个人和机构及其所产生的知识、价值观和信仰，包括大众媒体、智库、研究机构、咨询公司、广告公司、宗教团体、教育机构和决策机构。

1. 全球化对大流行防范的负面影响

针对大流行防范与应对，如何规避全球化对其的负面影响是全球研究的重点，主要从以下几个方面展开：关注与病原体生存环境改变相关的生物、社会和环境因素；控制交通及人口流动的规模；完善低收入国家或防范应对能力薄弱国家的医疗卫生保障体系。

（1）病原体生存环境改变

全球化影响下的病原体生存环境改变，可能会提升大流行暴发的风险。全球化可能会对与病原体生存、传播和致病力相关的许多生物、社会和环境因素产生深远的影响[2]。在全球和地方层面，全球化进程会影响预防、控制和治疗措施的成功实施。虽然高质量的疾病监测系统可以帮助检测疾病模式的变化，但很难最终证明全球化本身对特定感染或一般传染病的传播或分布的变化负责。此外，描述大流行的发病率随时间推移的监测系统较少，特别是对于发展中国家的人群而言，他们往往最有可能经历全球化对大流行的不利影响[1]。

（2）交通及人口流动因素

全球化影响下的人员和贸易频繁往来也会增加大流行传播的风险。自古以来，人们一直在不断地大规模迁移，尽管人口流动趋势是不断增加的，但是 Collin 和 Lee 研究表明人们以前所未有的旅行量、移动速度和地理范围跨大陆的大规模流动还是相对较新的现象[3]。人口流动的原因多种多样，主要包括收入和就业机会的差距，以及政治不稳定、冲突和环境恶化等，时间跨度从日常通勤到永久移民不等[4]。自 21 世纪以来，人们以休闲为目的短期流动的数量也迅速增长。据世界旅游组织统计，2019 年全球旅游总人数达到 123.1 亿，比上年增长 4.6%。其中，2019 年全球入境旅游达到 13.71 亿人次，比上年增长 3.4%[5]。

人口流动与大流行的发生和传播密切相关的原因如下[6]：首先，导致人们迁移的条件有贫困、过度拥挤、战争和经济萧条等，这常常揭示了移出地的公共卫生基础设施、住房、安全、饮用水、卫生设施和教育提供的匮乏，因此大规模移民会增加大流行的风险。其次，移民使移居地的人们接触到新的微生物和载体，以及新的基因库、免疫组成、文化偏好、行为模式和技术，所有这些都会影响感染风险的增加。一方面，迁移到低收入国家或在低收入国家之内，输入性病例引发严重疫情的风险较大，如在集市、社交活动等人群聚集的场所，疾病传染范围可能会放大。移民从非流行地区临时迁移到流行地区，在返回家园时可能将疾病传染给没有免疫力的人群[7]。另一方面，向发达国家迁移，移民在促进"非经典"传染病的传播方面作用显得更为显著，其中主要有两类[8]：一是移民在移居国定居后，可能将某些慢性感染在社区中传播给他人；二是以前在接种疫苗或其他健康预防计划后，在移居国停止或减弱的大流行，被来自仍然流行或大流行地区的移民重新引入时，就会出现二次暴发。

（3）低收入国家人才流失

全球化对大流行的负面影响还包括高收入国家的人才聚集和低收入国家的人才流失，导致了低收入国家社会发展停滞不前，贫富差距拉大，各项社会福利、保障事业受到重重阻碍的情况发生，并由此引发了日益严峻的初级卫生保健及低收入国家在大流行期间应对能力薄弱的情况。

2. 全球化对大流行防控的促进作用

全球化对大流行防控也起到了一定的积极作用，主要表现在促进全球治理从而达到全球最优防控应对策略的制定。

（1）国际合作促进大流行防控策略协同一致

多边合作与全球治理促进了高收入国家或大流行防范应对措施完善的国家，对低收入、中低收入或大流行应对能力脆弱的国家进行对外援助。例如，中国作为第一个发现并报告COVID-19疫情的国家，及时、主动、透明地向全球通报疫情信息，毫无保留地分享中国抗疫经验，积极开展多双边合作，凝聚全球团结共识，支持WHO全球应对大流行的领导作用。对一些疫情严重的国家，中国派出抗疫医疗专家组，为这些国家的疫情防控决策和技术方案制定、医护和公共卫生人员的能力建设，以及具体工作提供咨询指导和培训[9]。欧盟推出了"欧洲团队"计划，以支持伙伴国家抗击COVID-19大流行及其后果，并帮助非洲最脆弱的国家、西巴尔干地区、东部伙伴关系国家、中东和北非、亚洲和太平洋部分地区、拉丁美洲和加勒比地区应对疫情[10]。

（2）全球化供应链提升医药及防控物资可及性

全球基本药物贸易方面，在低收入和中等收入国家，药品约占卫生总支出的30%。贸易自由化对药品获取带来的潜在健康益处和风险各不相同[11]。从理论上讲，各国将受益于国际贸易进口从而扩大药物的可用范围，特别是在国内生产此类产品的能力很少或没有能力的情况下。同时，由于进口药物的昂贵价格与实际需求的矛盾，低收入国家或发展中国家通过廉价劳动力和本土药材的优势，也使仿制药产业蓬勃发展，国际贸易迅速增长。例如，在 COVID-19 大流行期间，中国在努力克服自身困难的同时，以实际行动通过全球化供应链，截至 2021 年 11 月 1 日，向 150 多个国家和国际组织提供物资援助，向 200 多个国家和地区出口防疫物资，对外共提供了 3200 多亿只口罩、39 亿件防护服、56 亿人份检测试剂盒。中国践行将疫苗作为全球公共产品的宣示，截至 2021 年 9 月已向全球 100 多个国家和国际组织提供了超过 16 亿剂疫苗，2021 年全年对外提供超过 20 亿剂，正同 16 个国家开展疫苗联合生产，初步形成 7 亿剂的年产能，在向"新冠疫苗实施计划"捐赠 1 亿美元用于向发展中国家分配疫苗的基础上，再向发展中国家无偿捐助 1 亿剂疫苗，为构筑全球疫苗防线做出积极贡献[9]。

（3）双多边援助资金助力低收入国家能力建设

资金援助也是全球化对大流行重要的正面影响之一，促进了政府间国际组织、国际非政府组织等对中低收入国家或受疫情影响严重的国家进行资金调配支持。例如，世界银行 2022 年 4 月启动 COVID-19 紧急卫生支持的首批援助行动，用以加强发展中国家应对疫情的能力，且覆盖范围更广泛的经济计划也将在未来 15 个月内实行，其将提供高达 1600 亿美元的资金用来援助大流行期间受到冲击的国家。世界银行执行董事会批准了针对全球发展中国家的第一批紧急支持援助行动，使用专门的快速通道设施来应对 COVID-19，其总金额为 19 亿美元，将协助 25 个国家，并且正在使用快速通道流程在 40 多个国家开展新业务[12]。同时，中国为受疫情影响的发展中国家抗疫及恢复经济社会发展提供了 20 亿美元援助，并全面落实二十国集团"暂缓最贫困国家债务偿付倡议"，总额超过 13 亿美元，是二十国集团成员中落实缓债金额最多的国家[9]。

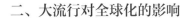

二、大流行对全球化的影响

1. 大流行对各国卫生体系的影响

大流行对全球化的影响使卫生体系更具有韧性。首先，大流行正在成为全球价值变革中一个重要的催化剂。科技创新将促进发展中国家融入全球供应链，并在全球应对当前的大流行危机中发挥关键作用。大流行也使国际社会更加关注可持续发展政策、不断扩大的数字鸿沟及确保可持续和有韧性的运输基础设施建设的问题。关于未来十年的转型，大流行影响了实现联合国 2030 年可持续发展目标（SDGs）的进程，然而，它为应对与健康和卫生体系复原力相关的需求开辟了新的可能性[13]。

（1）大流行促进了创新与全球卫生体系的融合

首先，为了应对大流行，如何加速恢复到未暴发大流行前的医疗服务提供水平，动员科技创新来建立韧性的卫生体系是值得研究的方面。其中，动员科技创新的重要推动力是将发展中国家纳入全球供应链当中。在具有医药技术创新能力的发展中国家建立内生创新技术体系，以学习如何采用、同化、适应和传播现有的知识和技术及为创造新技术提供支持，以此促进它们融入全球价值链[14]。

在应对由大流行造成的全球卫生体系超负荷运转情况时，全球需要相关政策引导、依托开源共享的数据及科学技术而开展的多边合作，以此帮助各国通过加强医药科技创新实现有韧性的卫生体系能力建设。在 2020 年联合国科技促进发展委员会（UNCSTD）第 23 届年会上，各成员国分享了应对 COVID-19 挑战的经验，其中具体说明了发展中国家正在利用大流行应对措施以建立或增强其创新和生产能力[15]。在全球不同的区域环境中应对全球挑战，如大流行，需要结合边缘科学能力和详细的本地知识，而良好的全球合作则有助于这个过程的实现，这让现有知识在拥有不同优势学科的全球各区域快速传播，并为创新提供了研究机会。在科学研究的有效合作中，还需要与发展中国家建立更牢固的伙伴关系。

开放科学是另一个重要的合作方式。全球各国卫生体系可以通过开放获取、虚拟科学图书馆、地理空间分析和其他互补的科学技术方式来解决创新发展问题[16-17]。除了科学合作，开放获取方法促进了私营公司和学术机构之间技术知识的共享，如在呼吸机设计方面的公私合作。在大流行期间，由广泛共享的国际合作取得的科学进步是有长远益处的[13]。

（2）大流行加速了数字化对全球卫生体系的影响

在全球范围内，大流行使人们越来越多地转向线上就医并使用远程办公和电话会议工具[18]。非接触式支付，尤其是移动支付方法的使用在疫情期间持续且显著地增加了，尽管如此，在接受调查的国家中，现金支付的绝对值仍然很大。因为目前数字基础设施不足以支撑全球各区域所有人的使用，资源有限或负担不起，导致最脆弱的人群通常是那些无法获取数字化技术资源的人群仍无法采用非接触式支付。例如，在撒哈拉以南非洲、肯尼亚、毛里求斯、纳米比亚地区，南非是网购人口比例超过8%的唯一国家，而在撒哈拉以南非洲的大多数其他国家，这一比例低于5%[19]。联合国贸易和发展会议（UNCTAD）的调查突出了几个关键发展中国家在COVID-19危机期间面临的障碍，包括供应链和物流中断、行动限制和缺乏互联网可及性及可负担性。大流行期间，对数字化技术研究和开发的支持，应包括在紧急措施和财政计划中。

（3）大流行突出了物流运输对全球卫生体系的重要性

建立有韧性的卫生体系需要确保可持续和有韧性的运输便利化，随着各国继续采取措施确保防止病毒传播以控制大流行，国家间必要的医疗用品、捐赠和救济物资的运输受到阻碍，这需要有效的国际协作[20]。由于船舶航行和港口运输行业将全球供应链和市场联系在一起，与大流行相关的限制所带来的挑战导致了部分海上运输系统的中断。面临的问题包括交货时间、空白航行、港口关闭、工作时间减少、设备和劳动力短缺及内陆运输容量限制等，而大流行引发的新趋势也将重塑全球运输行业。相关部门需要管理解决长期的大流行问题，新趋势很可能在大流行后出现。这对一般的运输和物流具有重要意义，尤其是海上运输，既带来挑战，也带来潜在机遇。考虑到大流行的直接影响及其行动和政策影响的长期性，因此在大流行期间及以后更好地重建医疗运输体系的问题上，国际协调是关键。总体而言，有效应对 COVID-19 危机，加快和精简医疗必需品的放行和清关过程，需要卫生、海关、检验检疫等机构及国家间的密切合作，以构建更有韧性的卫生体系。

2. 大流行让脆弱人群更加脆弱

COVID-19 大流行不仅彻底改变了实现 SDGs 的全球环境，进一步加剧了贫困问题的严重程度。同时，对脆弱和处境不利的低收入家庭、移民、非正规部门的工人及女性等脆弱人群和健康状况不佳人群产生不成比例的冲击，加剧了他们的脆弱性和对社会经济因素的暴露程度，导致发病率和死亡率增加，并对个人和社区造成经济损失。特别是在发展中国家，这些脆弱人群中的许多人不受社会保障体系的覆盖，失业率飙升对其影响更甚。

（1）大流行加剧全球贫困问题

政策制定者的一个重要关切是 COVID-19 对贫困的影响及随之而来的对实现 SDG 目标 1（即消除一切形式的贫困）的冲击，即在世界各地消除一切形式的贫困。一些研究估计了大流行对贫困的影响。联合国 2020 年 5 月的基线预测表明，受疫情影响，2020 年全球产出将下降 3.2%，全球极端贫困人数将增加 3430 万，其中非洲约占 56%[21]。鉴于全球产出的预期下降相对较低，这一估计应被视为一个下限。国际粮食政策研究所的基线预测表明，全球产出将下降 5%，全球极端贫困人口将增加约 1.4 亿，其中非洲约为 8000 万人，南亚为 4200 万人[22]。世界银行 2020 年 4 月 1 日的报告估计表明，2020 年基线情景中的极端贫困人数将增加 7100 万人，贫困率将从 2019 年的 8.2% 上升到 2020 年的 8.8%。此外，研究表明在不利的情况下，2020 年全球贫困人口将增加 1 亿人[23]。

（2）大流行暴露出普遍存在的性别不平等

许多研究表明，大流行带来的经济和社会影响加剧了女性所遭受的排斥和歧视，并有可能使几十年来在性别平等和女性赋权方面取得的进展发生逆转。虽然据报道男性死亡率较高，但女性尤其受到相关经济和社会危机的影响。造成这种现象的原因有以下几个：

第一，女性比男性更有可能失去工作，因为她们在劳动力市场中通常从事临时、非正式和报酬低的工作[24]。

第二，女性通常不如男性容易获得社会保障，因为获取资格通常取决于是否正式就业。例如，在非洲，大约 90% 的女性从事非正规就业，而男性的这一比例约为 83%[25]。因此，妇女往往更难被社会保障体系覆盖，如医疗保险、带薪病假和产假、养老金和失业救济金。根据最近的数据，在大流行的头几个月，在非正规经济部门工作的妇女的收入下降了约 60%[26]。

第三，保持社交距离和旅行限制措施导致许多企业关闭，造成严重的经济影响，特别是在服务业。鉴于女性占该部门就业人数的约 55%，与男性（44%）相比，女性受到的不利影响更大。此外，旅游和酒店等以女性为主的服务部门受到的影响最为严重[27]。

第四，获得信贷对企业的生存至关重要。然而，女企业家在尝试获得信贷时经常受到歧视。由于没有开放和有利的信贷额度，许多女企业家被迫关闭企业[27]。

第五，隔离和关闭学校及日托机构，以及在家提供基本医疗保健等遏制大流行的措施，导致女性承担的本已沉重的无偿工作负担进一步增加。结果，当无法平衡有偿工作和无偿工作时，一些女性被迫离开劳动力市场或选择不太稳定的就业形式。

第六，关于限制行动和隔离的政策，加上家庭和个人正在经历的经济压力，可能会加剧家庭暴力。虽然缺乏全球数据，但来自已建立报告系统国家的数据表明，针对妇女的家庭暴力案件增加了 25%，而这些数据可能不足以反映真实情况[28]。例如，缅甸报告称，与疫情前相比，疫情期间拨打性暴力热线的电话数量增加了 3 倍。萨摩亚受害者支持小组的数据显示，与 2019 年同期相比，2020 年 3—5 月报告的家庭暴力案件增加了 48%[29]。此外，其他形式的暴力行为，尤其是针对妇女和女童的暴力行为，在紧急情况下可能会激增，如针对卫生工作者和移民的暴力行为，以及与仇外心理有关的暴力行为[30]。

（3）大流行进一步压缩了移民工人的生存空间

COVID-19 大流行凸显了全球移民工人的脆弱性。移民工人在经济方面和应对大流行方面对原籍国和目的地国做出了重要贡献。然而，大流行在健康、人权和经济等方面对他们造成了不同程度的冲击，同时原籍国的社区也受到汇款急剧下降的影响。

COVID-19 大流行让更多人了解到移民工人在目的地国所发挥的重要作用。在封锁措施和行动限制期间，由于移民工人，在一些相关的供应链方面，如配送服务，发挥了重要作用，使社会得以维持。相反，对人员流动施加的障碍影响了劳动力迁移，也影响了其他相关部门。

尽管他们很重要，但许多移民工人仍然极易受到与大流行相关危机的影响，如人员流动的限制导致收入减少、就业水平降低和经济活动放缓等。同时，移民工人的经济脆弱性和生活环境恶劣加剧了他们面临大流行时的健康风险。由于社会保障覆盖不足，以及不了解自己的权利等因素导致移民工人无法充分获得医疗服务和其他关键防护物资，增加了他们感染和死亡的风险[31]。共享卫生和饮食设施的住房条件阻碍了保持社交距离等疫情防控措施的正确实施。在一些国家，许多移民工人居住在低于平均水平并且卫生条件差的住房里，有的甚至流落街头，严重限制了社交距离措施和卫生服务的提供[32]。尤其是，许多移民被拘留在过度拥挤且不卫生的地方，如在希腊、洪都拉斯、马来西亚和巴拿马的移民面临感染风险，并可能被迫返回卫生系统脆弱的地方[33]。

3. 大流行严重冲击全球经济发展

自 2020 年 3 月中旬 WHO 宣布 COVID-19 已构成全球性大流行，短短一年多的时间，COVID-19 大流行引发了前所未有的全球经济冲击，已经从根本上动摇了全球化贸易和发展的格局。UNCTAD 2020 年报告指出，COVID-19 大流行对全球经济增长、国际贸易、对外直接投资及全球生产和就业的直接影响，导致了严重的全球经济衰退，在深度和广度上甚至超过了 2008 年全球金融危机之后的大衰退。

（1）大流行引发全球经济危机

国际货币基金组织（IMF）2021 年预测，2020 年全球经济萎缩幅度约为 3.5%，预计全球经济在 2021 年和 2022 年将分别恢复增长 5.5% 和 4.2%。预计发达经济体在 2020 年受到的冲击将比发展中国家更大，实际国内生产总值增长率为 –4.9%，而发展中国家为 –2.4%。同时预计 2021 年发达经济体的经济复苏将弱于发展中国家，实际国内生产总值增长率为 4.3%，而发展中国家为 6.3%。与 2008 年的全球金融危机不同，发展中国家在 2020 年也出现负增长，发达经济体的经济总量降幅更大，实际国内生产总值增长率在 2009 年仅为 –3.4%，而 2020 年为 –4.9%[34]。

（2）大流行导致国际贸易暴跌

联合国贸易和发展会议 2020 年报告指出：随着大流行的早期影响开始显现，商品和服务贸易的增长在 2020 年第一季度有所下降。对商品和服务贸易的预测发现，与第一季度相比，第二季度的下降幅度更大。预计第二季度商品贸易额同比下降 18%，同期服务贸易额下降 21%。但根据预测，第三、第四季度的前景将有所改善，全年商品贸易额同比仅下降 5%，服务贸易额同比下降 9%。虽然服务贸易额在第一季度仅下降了 7.6%，但旅游服务业遭受的打击尤其严重，降幅超过 24%[13]。

与 COVID-19 相关的医疗产品，如个人防护设备、呼吸机、温度计、消毒剂等，在 2020 年第二季度经历了非常高的增长，2020 年 5 月此类产品比 2019 年同期增长了 186%。而与 COVID-19 相关的其他非医疗产品，如家庭办公设备，包括 Wi-Fi 路由器、笔记本电脑、便携式硬盘等，在第二季度也有强劲增长。

（3）对外直接投资大幅下降

COVID-19 大流行对 2020 年的对外直接投资（FDI）产生了直接的负面影响[35]。

2020 年的数据证实了影响的紧迫性。2020 年上半年，全球 FDI 总量与 2019 年相比下降了 49%。发达经济体的跌幅最大，下降了 75%。流向发展中经济体的 FDI 仅下降了 16%，低于预期。非洲的总量下降了 28%，拉丁美洲和加勒比地区下降了 25%，亚洲仅下降了 12%，这主要是由于流向中国的投资较多所致[36]。此外，所有主要形式的 FDI 均出现下降[36]。全新投资项目的数量和总量（未来 FDI 趋势的一个指标）在 2020 年前 8 个月下降了 37%。从总量来看，发展中经济体的跌幅（-49%）比发达经济体（-17%）更大。经济和社会结构脆弱的经济体的前景更加黯淡。许多最不发达国家（LDC）依赖采掘业的对外直接投资，而许多小岛屿发展中国家（SIDS）依赖旅游业投资，其经济和社会所受影响尤其严重，因为它们对冲击的敏感性较高，而且应对和调整的能力较差。

（4）全球生产和就业被大幅削减

2020 年第一季度，全球制造业产出与上年同期相比下降了近 6%。紧随其后的是 2020 年第二季度的跌幅超过 11%[37]。这是自 2008 年全球金融危机以来世界制造业产出的最大降幅，当时 2009 年第一季度的产出下降了 14%。COVID-19 对不同工业部门的影响并不均衡。联合国工业发展组织数据指出，食品或药品等基本商品和供应品生产受到的影响小于其他行业。2020 年第二季度，基本药物生产在发达经济体和发展中国家均出现温和增长。而所有其他工业部门的产出都出现了显著下降，最明显的是汽车、机械设备和服装[37]。

同时，大流行引起的失业率上升、工作时间减少、临时裁员和求职受阻导致全球总工作时间下降。与 2019 年第四季度相比，2020 年第二季度全球总工作时间估计减少了 14%，相当于减少了 4 亿个全职工作岗位[38]。国际劳工组织指出，在疫情下女性就业面临更大的中断风险。该组织警告说，女性无偿工作的负担会增加。国际劳工组织的估计还表明，发展中国家的工人，尤其是非正规就业的工人，受到的影响比以往危机更大[39]。

三、处理全球化与大流行的中国方案

COVID-19 大流行是第二次世界大战结束以来最严重的全球公共卫生突发事件。疫情传播速度之快、影响范围之广，与全球化有着千丝万缕的关系。因此，部分国际舆论把这场危机归咎于全球化，甚至认为要预防类似疫情的全球扩散，就要采取减少人员往来和国际贸易等反全球化的对策。但全球化促进历史发展的作用没有过时，国际分工与合作不可逆转，新的科技革命推动着全球化的发展，资本的利益驱动不因疫情而改变，世界人民物质、文化和交往的全球性需求不可抑制，全球化还将在后疫情时代继续并将展现新的面貌[40]。

历史告诉我们，疾病暴发和大流行是不可回避的事实。COVID-19 大流行不会是最后一次大流行。当下一次大流行来临时，世界必须做好准备，必须比这次准备得更充分[41]。基于人人享有健康这一全人类共同愿景所提出的"让我们携起手来，共同佑护各国人民生命和健康，共同佑护人类共同的地球家园，共同构建人类卫生健康共同体"[42]的理念，是中国的倡议与主张，更是中国的作为与担当。

后疫情时代，全球化仍然是国际社会关注的主题，但人们在讨论全球

化的同时也将把人类健康作为更重要的议题。人类卫生健康共同体理念是推动全球化进程和构建全球卫生安全的中国方案。它的丰富内涵可以从下面几个方面来理解：人道主义精神是构建人类卫生健康共同体的基本出发点；团结合作是构建人类卫生健康共同体的核心内涵；科学理性精神与科学技术是构建人类卫生健康共同体的基本遵循和可靠保证；交流互鉴是构建人类卫生健康共同体的基本前提；共建全球生态文明是构建人类卫生健康康共同体的基础性工作[40]。人类卫生健康共同体倡议所体现的精神及其实践对于防止全球疫情蔓延、提振国际社会抗疫信心、促进国际交流合作、完善全球治理体系、推动后疫情时代全球化的创新发展有着十分重要的作用。

命运与共，行胜于言。世界各国应抓住此次携手抗击COVID-19大流行的契机，践行人类卫生健康共同体理念，深化卫生健康领域的交流合作，不断提升公共卫生问题在国际议程中的位置，支持联合国及WHO在完善全球公共卫生治理中发挥核心作用，建立适应力强、以人为本的医疗卫生系统，筑起防范与应对大流行的全球防线，以保护所有人的健康，特别是保护弱势群体健康，努力实现全球化背景下2030年可持续发展议程，共建美好地球家园。

（唐　昆）

参考文献

[1] LEE K. Globalization and health: an introduction[M]. London: Palgrave Macmillan, 2003.

[2] ANTRÀS P, REDDING S J, ROSSI-HANSBERG E. Globalization and pandemics[R]. National Bureau of Economic Research, 2020.

[3] COLLIN J, LEE K. Globalization and transborder health risk in the UK[R]. The Nuffield Trust, 2003.

[4] SKELDON R. Migration and development: a global perspective[M]. London: Routledge, 2014.

[5] WTCF. The report on world tourism economy trends (2020)[EB/OL]. (2020-09-11)[2021-

10–01]. https://en.wtcf.org.cn/20200911/da1333da–a01c–452f–932d–4d1e1fa7be44.html.

[6] SAKER L, LEE K, CANNITO B, et al. Globalization and infectious diseases: a review of the linkages[R]. World Health Organization, 2004.

[7] MINAS I H. Migration, equity and health[M]. Oxford: Oxford University Press, 2001: 151–174.

[8] GUSHULAK B，MACPHERSON D W. Population mobility and infectious diseases: the diminishing impact of classical infectious diseases and new approaches for the 21st century[J]. Clinical infectious diseases, 2000, 31: 776–780.

[9] YANG J. Firmly uphold and practice multilateralism and build a community with a shared future for mankind[EB/OL]. (2021–11–01)[2021–11–12]. http://www.qstheory.cn/dukan/qs/2021–11/01/c_1128014635.htm.

[10] European Union External Action Service. Coronavirus: European Union launches "Team Europe" package to support partner countries with more than €20 billion[EB/OL]. (2020–04–08)[2021–11–12]. https://eeas.europa.eu/headquarters/headquarters–homepage/77326/coronavirus–european–union–launches–%E2%80%9Cteam–europe%E2%80%9D–package–support–partner–countries–more–%E2%82%AC20_en.

[11] BARIS E, MCLEOD K. Globalization and international trade in the twenty–first century: opportunities for and threats to the health sector in the south[J]. International journal of health services, 2000, 30(1): 187–210.

[12] The World Bank. World Bank Group launches first operations for COVID–19 (coronavirus) emergency health support, strengthening developing country responses[EB/OL]. (2020–04–02)[2021–11–13]. https://www.worldbank.org/en/news/press–release/2020/04/02/world–bank–group–launches–first–operations–for–covid–19–coronavirus–emergency–health–support–strengthening–developing–country–responses.

[13] Conf é rence des Nations Unies sur le Commerce et le Developpement. Impact of the Covid–19 pandemic on trade and development: transitioning to a new normal[R]. United Nations, 2020.

[14] United Nations Confernece on Trade and Development. Transfer of technology and knowledge–sharing for development: science, technology and innovation issues for developing countries[EB/OL]. (2014–08–31)[2021–11–30]. https://unctad.org/system/files/official–document/dtlstict2013d8_en.pdf.

[15] United Nations Confernece on Trade and Development. Report on the twenty–third session

of the Commission on Science and Technology for Development[EB/OL]. (2020–06–12)
[2021–11–30]. https://unctad.org/system/files/official–document/ecn162020d4_en.pdf.

[16] KITUYI M. Why the global science community must come and stay together beyond the
coronavirus pandemic[EB/OL]. (2020–05–06)[2021–11–30]. https://unctad.org/en/pages/
newsdetails.aspx?Original VersionID=2357.

[17] United Nations Confernece on Trade and Development. Report by the Secretary–General
to the fteenth session of the Commission on Science and Technology for Development[EB/
OL]. (2012–12–31)[2021–11–18]. https://unctad.org/meetings/en/SessionalDocuments/
ecn162012d3_en.pdf.

[18] United Nations Confernece on Trade and Development, Netcomm Suisse E–commerce
Association. COVID–19 and e–commerce: findings from a survey of online consumers in
nine countries[EB/OL]. (2020–10–31)[2021–11–20]. https://unctad.org/system/files/official
document/dtlstictinf2020d1_en.pdf.

[19] United Nations Confernece on Trade and Development. UNCTAD B2C E–Commerce Index
2019. Technical notes on ICT for development No.14[EB/OL]. (2019–12–31)[2021–11–18].
https://unctad.org/system/files/official–document/tn_unctad_ict4d14_en.pdf.

[20] United Nations Confernece on Trade and Development. COVID–19: a 10–point action plan
to strengthen international trade and transport facilitation in times of pandemic. Policy
Brief No.79[EB/OL]. (2020–04–30)[2021–11–12]. https://unctad.org/system/files/official–
document/presspb2020d3_en.pdf.

[21] United Nations. World economic situation and prospects as of mid–2020[EB/OL]. (2020–
05–31)[2021–11–15]. https://doi. org/10.18356/ef50b25a–en.

[22] LABORDE D, MARTIN W, VOS R. Poverty and food insecurity could grow dramatically
as COVID–19 spreads[EB/OL]. (2020–04–16)[2021–11–20]. https://www.ifpri.org/blog/
poverty–and–food–insecurity–could–growdramatically–covid–19–spreads.

[23] The World Bank. Projected poverty impacts of COVID–19[EB/OL]. (2020–06–08)[2021–
11–20]. https://www.worldbank.org/en/topic/poverty/brief/projected–poverty–impacts–of–
COVID–19.

[24] United Nations Confernece on Trade and Development. COVID–19 requires gender–equal
responses to save economies[EB/OL].(2020–04–01)[2021–11–20]. https://unctad.org/en/
pages/newsdetails.aspx?OriginalVersionID=2319.

[25] International Labour Office. Women and men in the informal economy: a statistical

picture[EB/OL]. (2018−04−31)[2021−11−10]. https://www.ilo.org/global/publications/books/WCMS_626831/lang−−en/index.htm.

[26] UN−Women. From insights to action: gender equality in the wake of COVID−19. UN−Women Data Hub[EB/OL]. (2020−09−02)[2021−11−20]. https://data.unwomen.org/publications/insights−action−gender−equality−wake−covid−19.

[27] KOVACEVIC M, ADMIR J. COVID−19 and human development[EB/OL]. (2020−12−31) [2021−11−18]. http://hdr.undp.org/sites/default/files/covid−19_and_human_development_0.pdf.

[28] UN−Women. United Nations Secretary−General's policy brief: the impact of COVID−19 on women[EB\OL]. (2020−04−09)[2021−11−12] .https://www.unwomen.org/en/digital−library/publications/2020/04/policy−brief−the−impact−of−covid−19−on−women.

[29] United Nations Sustainable Development Group. COVID−19 Socioeconomic Response Plan for Samoa[EB/OL]. (2020−08−31)[2021−11−21]. https://unsdg.un.org/resources/covid−19−socio−economic−response−plan−samoa.

[30] United Nations Development Programme. Gender−based violence and COVID−19[EB/OL]. (2020−05−11)[2021−11−12]. https://www.undp.org/content/undp/en/home/librarypage/womens−empowerment/gender−basedviolence− and−covid−19.html.

[31] ECLAC−United Nations. The social challenge in times of COVID−19[EB/OL]. (2020−05−31)[2021−11−12]. https://www.cepal.org/en/publications/45544−social−challenge−times−covid−19.

[32] Quartz. Conditions for migrants are so dire that COVID−19 isn't even their deadliest threat[EB/OL]. (2020−04−09)[2021−11−20]. https://qz.com/1834508/what−dealing−with−covid−19−is−like−for−homeless−migrants/.

[33] UN Human Rights. 44th session of the Human Rights Council Global update on human rights and the impact of the COVID−19 pandemic[EB/OL]. (2020−06−30)[2021−11−12]. https://www.ohchr.org/EN/NewsEvents/Pages/DisplayNews.aspx?NewsID=26015&LangID=E.

[34] International Monetary Fund. World economic outlook update[EB/OL]. (2021−01−26)[2021−11−12]. https://www.imf.org/en/Publications/WEO/Issues/2021/01/26/2021−world−economic−outlook−update.

[35] United Nations Confernece on Trade and Development. International Trade in Services Bulletin Q3[EB/OL]. (2020−01−22)[2021−11−20]. https://unctad.org/system/files/official−document/gdsdsimisc2021d1_en.pdf.

[36] United Nations Confernece on Trade and Development. Global Investment Trends Monitor No.36[EB/OL]. (2020−10−27)[2021−11−12]. https://unctad.org/webflyer/global−investment−trends−monitor−no−36.

[37] United Nations Industrial Development Organization. World Manufacturing Production Statistics for Quarter II 2020[EB/OL]. (2020−10−23)[2021−11−15]. https://www.unido.org/api/opentext/documents/download/18632696/unido−file−18632696.

[38] International Labour Organization. ILO Monitor: COVID−19 and the world of work. Fifth edition updated estimates and analysis[EB/OL]. (2020−06−30)[2021−11−20]. https://www.ilo.org/wcmsp5/groups/public/−−−dgreports/−−−dcomm/documents/briefingnote/wcms_749399.pdf.

[39] International Labour Organization. Unemployment rate[EB/OL]. (2020−12−31)[2021−11−20]. https://www.ilo.org/ilostat−files/Documents/description_UR_EN.pdf.

[40] 陈永森 , 张埔华 . 以人类卫生健康共同体助推全球化进程 [J]. 国外社会科学 , 2021(1): 12−22,156.

[41] WHO. WHO Director−General's opening remarks at the media briefing on COVID−19 − 7 September 2020[EB/OL]. (2020−09−07)[2021−10−07]. https://www.who.int/director−general/speeches/detail/who−director−general−s−opening−remarks−at−the−media−briefing−on−covid−19−−−7−september−2020.

[42] 习近平 . 团结合作战胜疫情 共同构建人类卫生健康共同体：在第 73 届世界卫生大会视频会议开幕式上的致辞 [J]. 中华人民共和国国务院公报 , 2020, 1698(15): 6−7.

第八章
大流行准备与防范

　　历史上的每次大流行都给人类带来了重大灾难。近 100 年来，随着科技的进步及检测技术和监测手段的发展，人类对病毒的了解不断深入，对大流行的准备和主动防范能力日趋提升。但是，新冠肺炎的全球大流行提示，人类仍然没有为下一次大流行做好准备。为最大限度地延缓和降低大流行发生后造成的危害，针对大流行的准备和防范仍然有多个方面的工作有待加强与完善。

　　基于动物来源病毒造成大流行的风险，有必要加强动物新发传染病的监测和防范，对动物—人界面进行持续的监测和干预，以期实现早期预警及尽早发现具备大流行潜能的病毒；完善部门层面、国家层面、国际层面之间的政策与协调机制，促进有关大流行准备和防范的合作与交流；加强预防大流行的疾控、医疗、实验室等方面基础能力建设，开展实战演练和智能模拟；加强疫苗、药物、诊断技术及多学科宏观尺度的科学研究；加强公共卫生人才的培养和储备，提升大流行准备和公共卫生服务能力。通过不断完善准备和防范工作，达到阻止、延缓或控制大流行的目的。

一、动物来源的大流行风险病原体的监测和防范

1.动物

（1）监测

人类已知的传染病中 60% 是通过动物传播的，新发传染病近 75% 是起源于动物的人畜共患病，并且随着时间的推移仍在显著增加[1-2]。通过开展对野生动物、养殖动物、伴侣动物等携带的潜在病原体及发生疫病的监测工作，可明显降低野生动物及养殖动物发生动物传染病的风险，从而有效控制重大传染性疾病向人群的传播流行。对于养殖动物，其交易流通、运输和售卖往往导致动物与动物、动物与人的接触机会增加，因此应加强对这些环节中动物携带病原体的监测。有效的动物来源病原体监测工作在确保畜牧养殖安全和社会经济效益的同时，还可预防人畜共患病的传播蔓延。

（2）主动防范

在做好动物来源病原体监测的同时，应积极采取有效措施开展主动防范：一是健全和落实野生动物保护相关法律法规，禁止非法猎杀和食用野生动物及非法贸易[3]；二是加强养殖场的生物安全和卫生管理，尤其加强养殖动物在运输、售卖环节的管控；三是提升动物疫病防控中心能力，促进动物疫病防控工作的顺利开展；四是对养殖户宣传疫病相关知识，定期给家畜家禽接种相关疫苗，防止养殖动物与野生动物接触等。

2.动物—人界面

（1）监测

大流行的发生，其起始的高危环境即动物—人界面，包括森林边缘、

农场、屠宰场、牲畜和野生动物交易市场、医院、实验室、国际边境及国际旅行和贸易中心。对高危环境和人群进行有针对性的监测可以提供具有成本效益的感染早期预警[4-5]。例如，美国国际开发署资助项目 EPT（Emerging Pandemic Threat）计划，通过使用预测模型在新发传染病热点地区的 20 个发展中国家开展活动，确定最有可能传播下一种新出现的人畜共患病的区域、野生动物宿主和动物—人界面，重点监测最有可能跨物种传播的动物—人界面[6-7]。

（2）主动防范

加大对森林、草原、冰川等环境保护的投资，特别是热带雨林；立法规范食用和毛皮用途的野生动物的驯化和养殖，加强对动物交易市场的监管；提升牲畜和野生动物养殖相关人群的生物安全意识；对未被列入保护动物名录的野生动物接触行为予以监管和备案，如旅游、探险、科学研究、商业活动等；建立致力于降低病毒溢出风险的 One Health 平台[5, 8]。

3. 人群

（1）监测

大流行起始的高危执业人群包括卫生医护人员、生物医学实验室人员、畜禽养殖 / 运输 / 销售 / 屠宰人员、兽医、猎人和其他野生动物接触者等。此外，由于老年人和婴幼儿的免疫力较弱，也属于高危人群。在高危人群中开展特定病原的血清学监测，包括职业风险群体的基线血清学和健康监测等，可提供特定潜在大流行风险病原的本底感染水平、易感性和群体免疫的规模和分布，为准备和控制措施的制定提供重要信息[4]。

（2）主动防范

定期对职业高危人群开展健康教育活动，对实验室工作人员应注意加强生物安全技能培训；高危人群要定期接种疫苗和正确使用个人防护装备；提升农村尤其是森林边界社区卫生服务中心、乡镇医院、动物交易市场周边门诊的传染病发现和诊断能力，提升相关医护人员风险意识；老年人和婴幼儿应加强营养，保证充足睡眠，避免去往人口密集、空气不流通的公共场所，尤其是动物交易市场[9]。

4.病原体变异监测和风险评估

（1）病原体基因组变异监测

将病原体基因组测序、流行病学、实验室检测平台相结合，通过对代表性病原体进行基因组测序来持续监测病原体进化，建立开放、全球、数字化病原体监测系统，基于 One Health 理念，综合考虑人类、动物和环境来源病原体的进化规律[10]。例如，流感病毒变异监测中，由 WHO 牵头的全球流感监测和应对系统（Global Influenza Surveillance and Response System，GISRS）可监测流感病毒的基因组进化、免疫原性和药物敏感性等[11]；全球病毒组项目（Global Virome Project）可在野生动物中发现潜在的人畜共患病病毒及其新变异的出现[12]。

基于这些经验，有必要探讨建立一个全球性的病毒监测网络，侧重于在出现风险的热点地区检测人类和动物中具有潜在大流行风险的新病毒和变异株[13]，在生物多样性高的地区建立高通量测序基础设施，也有助于快速检测新出现的病原体[14]。

（2）病原体变异表型的实验室风险评估

通过细胞、类器官、动物模型等实验体系，结合结构生物学、免疫学、生物信息学等技术手段，评估新病毒和变异株的致病力、传染力和免疫原性等特征。

建立已知病原体感染后的阳性血清和阳性免疫细胞标准样本库和国际标准，包括患者／康复者／疫苗接种者血样库和实验动物样本库，用于对新病原和变异株的交叉免疫检测，评估其免疫原性变化。

（3）全球性大流行风险病原体监测体系和资源共享

建立全球性大流行风险病原体监测网络，如 GISRS 等，可提供及时和高质量的流行病学数据和病毒分离株，可获得大流行风险病毒在不同地区的活动强度和流行毒株及变异株的抗原性数据，并借此向疫苗生产商推荐合适的疫苗毒株[11]。

依托 WHO 等国际组织，加强该监测实验室网络建设，提升全球国家在新病原体和变异株识别及其相关风险评估方面的能力，建立质量控制、参考样本、检测标准的国际体系，并保障生物安全[15]。

二、政策与协调机制

1. 部门协调机制

继续发挥多部门联防联控机制的作用，在多个部门之间制定有效的沟通策略。一是加强不同部门、不同学科专业人员之间的沟通，并建立协调机制。对临床、疾控、农业、林业、海关、环境等传染病相关数据建立共享机制；二是专业人员应及时将大流行相关风险的信息传达给政策制定者和关键决策者，加强其对大流行影响的了解，使其重视相关政策及法律法规的制定和落实，进而使各部门的工作可以有据可依、有法可依；三是各部门间应该制定风险应急沟通机制，良好的应急沟通机制能够保障各方领导人和决策者为大流行做好充分准备；四是应该建立社区参与的政策和方案，在规划过程中及早让其参与进来，与他们协调规划工作可以帮助建立强有力的沟通渠道[16]，让社区参与到大流行的准备中，还可以收集到大众对大流行相关的知识、态度、观念及日常防范情况，进而可以利用大众反馈来改进沟通策略、信息发布和政策制定[9]。

2. 国际协调机制

要建立潜在大流行风险的传染病全球性快速响应平台，离开国际合作与交流是难以实现的，因此可进一步加强国家、区域之间的合作与交流。一是通过与 WHO 等国际组织的合作，加强国与国之间的科技交流与合作，实现互利共赢；二是通过开展对外医疗援助，将医疗援助、疾病控制和科研合作有机结合，在援助受援国的过程中，共同提升应对各种传染病的能力；三是支持各国制定和实施大流行防范和准备的国家规划，以及治理和监管的机制，加强在大流行期间储备、获取、分发和管理物资的能力[16]；四是积极促进各国家和地区公平获得充足的疫苗、抗病毒药物和治疗技术与物资，提升参与大流行应对与国际合作的积极性。新冠肺炎疫情的经验表明，病毒无国界，全球是命运共同体。大流行来临时，需要制定全球的战略、政策和监管框架，并提高预防、发现和应对大流行的全球能力[13]。

3. 国际组织的建立和运行

目前，全球已经建立了多个不同的平台和系统，以监测、预防和应对大流行的发生。例如，WHO、FAO（联合国粮食及农业组织）和OIE（世界动物卫生组织）于2006年建立了一个正式的疾病暴发监测和报告平台——全球重大动物疾病预警和应对系统（GLEWS）。该系统旨在结合三个组织的优势，降低动物和人类新发传染病的发病率和影响[17]。多年以来，WHO也建立了较为完善的全球流感监测和应对系统（GISRS），一直监测流感病毒的演变，为年度流感疫苗的开发提供信息，并作为具有大流行潜力的流感病毒出现的全球警报机制[18]。2005年，OIE和FAO建立了专用于动物流感的监测网络——OFFLU，其目的是与WHO现有的流感监测网络合作，促进动物流感病毒的收集、交流和特征描述，并更广泛地共享此类信息[19]。此外，美国国防高级研究计划局（DARPA）于2017年2月启动了"大流行预防平台"（P3）项目，旨在病毒性传染病大规模流行之前阻止其传播[20]。最近，有研究者提议建立一个针对全球的人类、牲畜和野生动物病原体监测平台——One Health，它能在重点地区的人和动物身上检测新的"高风险"病毒，以降低病毒的溢出风险[13]。由此可见，为了提升大流行的应对能力，各国应在关注和选择性参与大流行防范和应对相关国际组织的同时，积极倡导、建立和引领新的国际组织，在监测有大流行潜力的病原体、降低病毒外溢风险及在大流行前阻止病毒传播的同时，提升国际影响力和话语权。

三、基础能力建设

1.监测预警能力和体系

（1）疾控体系

中国 1953 年起在全国范围内建立卫生防疫站，1989 年版《传染病防治法》规定卫生防疫机构承担责任范围内的传染病监测管理工作，2004 年修订后的《传染病防治法》规定了疾控机构的法律地位[21]。

疾控体系在重大公共卫生突发事件中发挥着监测、预警和处置的功能。在传统的死亡、疾病、医院感染、传染病、突发公共卫生事件等报告和监测系统及流行病学调查分析技术的基础上，应大力发展各级疾控中心利用数据和信息新技术，加强从地区到全球范围内的公共卫生监测，提升国家对重大疾病、新发疾病及突发重大疫情的监测和预警预测能力、传染源的识别能力、病例追踪能力，以实现对国内及全球大流行风险的高效化、智能化、数字化监测[22]。

同时，疾控体系需要具备快速解析重大疾病发生、发展规律的专业科研能力。在突发重大公共卫生事件，尤其是具有大流行风险的新发传染病预警和应对中，国家、省、市三级疾控中心应当重点开发在线风险识别、实时预警、风险时空演化分析、风险等级量化、自适应预测等智能预测技术，最终提高重大疾病监测、新发疾病的发现和突发疫情的预警预测能力，以便早期识别公共卫生风险，并动态掌握疾病的时间和空间分布规律，为应急管理的各个阶段提供科学证据。此外，各级疾控中心应具备一定的综合分析能力，了解和掌握传染病流行过程中的传染源、传播途径、易感人群 3 个环节，自然和社会两大因素，以及在社区和医院内传染性的强弱和传播的主要风险因素[22]。

（2）医疗机构的作用

医院是发现和处置新传染病病例的第一线，其识别、隔离和向疾控部门报告病例的能力对于阻止传播至关重要[23]。加强医院的预警监测能力，需要组织领导者提供明确的信息，重视临床医生的建议[24]，完善医院信息系统的功能，信息流通，各部门实时共享病患数据，及时准确收集、整理、分析及报告反馈有关医院收治传染病病例情况。当发现可疑传染病时，要及时进行传染病的上报。此外，利用 AI 等新技术，进一步提升医院对大流行的预警能力，如通过医院内症状监测，或者使用近"实时"预诊断数据和自动化的工具来检测和表征调查异常公共卫生事件，尤其是具有潜在大流行风险的传染病[25]。

（3）实验室能力建设

实验室的检测尤其是分子诊断是新传染病防控的第一步，是大流行的监测和准备中的重要一环[26]。在快速、具有成本效益的检测技术对样本进行大规模筛查的同时，应充分利用高通量测序技术及时获得潜在大流行风险病原体的全基因组信息，并进行特征分析[27]，包括更好地了解这些病原体的遗传进化、分子流行病学特征、传染力、致病力、传播力、免疫原性、耐药性等，对于诊断技术和新型疫苗的研发具有重要意义。

重视第三方检测机构在病原体监测和预警方面的重要作用，将其纳入传染病监测体系，作为疾控系统的组成之一。

（4）全球化的监测体系

全球化给新发传染病的预警和应对带来了复杂的挑战，对检测、跟踪、报告和响应的新技术和新方法产生了新的需求[28]。因此，全球化的监测系统在大流行预警和应对中发挥着重要作用[25]。近年来，一系列新的监测体系应运而生，包括 WHO、FAO 和 OIE 联合开发了包括人畜共患病在内的全球重大动物疾病预警和应对系统（GLEWS）、WHO 成立的全球流感监测和应对系统（GISRS）等。要加强监测系统的监测预警能力，以支持大流行风险评估和公共卫生的决策，必须整合并加强全球实验室研究和疾病监测之间的联系，并加强和支持地理信息系统向实验室和流行病学数据综合监测系统的发展演变[16]。

2. 应急演练

应急演练是针对包括大流行在内的突发公共卫生事件应对的准备活动的重要组成部分[29]。《国际卫生条例（2005）》建议各国至少每两年测试一次大流行应对能力[30]。有两大类应急演练可用于测试国家或组织的大流行准备情况，包括：基于特定案例的应急演练，如指挥或职能演练，模拟应急响应的实地演练，演练疏散、分类、沟通等特定技能；基于决策的应急演练，如桌面演练和基于研讨会、讲习班的演练[31]。基于特定案例的应急演练通常涉及对旨在模拟更现实条件下的紧急情况的场景做出反应，基于决策的应急演练往往让参与者演练和/或熟悉角色、程序和计划[32]。

基于过去的公共卫生事件应对经验，即使是最合格的人员也需要不断学习才能安全有效地应对新出现和重新出现的威胁。因此，对准备方式的不断改善，可以使我们做出更快速有效的反应。WHO 制定和开展模拟演练以测试和验证大流行准备计划的新框架，又称为"大流行准备计划演习"（EPPP）。EPPP 框架有 7 个关键组成部分：选择演练、规划演练、制定情景、描述大流行、规划评估、分阶段演练及演练总结。该框架旨在支持各国测试和更新其国家大流行性流感防范计划，可以为如何选择、计划、实施和评估针对其他潜在大流行风险传染病的模拟演练提供指导[29]。

3. 智能模拟与疾病负担评估

随着流行病学、统计学、数学、AI 技术、经济学的发展，大流行的模拟准备和应对成为现实。对于大流行传染病的病因，基于 One Health 理念，采取进化动力学建模等方式了解环境和生态变化对于病原体出现的作用[33]。而对于隔离、治疗患者、疫苗接种等防控策略的效果，可以通过大流行建模工具进行评估，有助于为下一次大流行做准备[32]。例如，美国疾控中心的 CDC Community Flu 2.0、CDC FluAid 2.0、CDC FluSurge 2.0、CDC FluLabSurge 1.0、CDC FluWorkLoss 1.0 及 PanVax Tool for Pandemic

Vaccination Planning 等建模工具。其中 CDC Community Flu 2.0 模拟了流感在模型社区中的传播，以及各种潜在干预措施（如疫苗接种、学校停课、戴口罩、患者和家庭隔离 / 自我隔离）的影响。CDC FluAid 2.0 提供了一系列对大流行性流感造成的死亡、住院和门诊影响的估计值，帮助州和地方层面的规划者为下一次流感大流行做准备。CDC FluSurge 2.0 为医院管理人员和公共卫生工作人员提供下一次流感大流行期间医院服务需求激增的估计。CDC FluLabSurge 1.0 旨在帮助实验室预测下一次流感大流行期间对样本检测的需求（即需求激增），并制订应对计划。CDC FluWorkLoss 1.0 可估计因流感大流行而失去工作的潜在天数。PanVax Tool for Pandemic Vaccination Planning 工具可帮助当地规划者了解疫苗提供者（即药房、诊所、医院、雇主、学校、配药点）在严重大流行期间如何为社区的疫苗接种反应做出贡献[34]。

及时而准确对潜在大流行风险相关传染病的疾病负担做出评估，对于大流行的准备和应对措施的社会、人口和经济效益做出预判，具有重要意义。估计传染病的疾病负担有助于确定不同人群的发病率和死亡率风险、指导疫苗接种方案、评估诊断试剂和抗病毒药物的使用，以及局部流行、季节性流行和未来大流行应对的规划。例如，美国疾控中心使用了一个由多个数据源组成的国家流感监测系统，其中包括病毒学、流感样病例、住院治疗病例和死亡病例数据等。一些州和卫生组织收集了额外的流感监测数据，以补充疾控中心的监测系统。来自这些项目的监测数据，以及全国的住院治疗病例和死亡病例数据，已被用于统计模型，估计美国多年来与流感相关的年度疾病负担。国家流感监测数据也被用于适当的模型，估计未来大流行的可能影响[35]。

四、科学研究

1. 疫苗技术创新、通用疫苗储备和疫苗共享

（1）鼓励疫苗新技术研发，加强疫苗生产能力

借鉴新冠疫苗研发和应用经验，充分利用病原体基因组测序、大数据

分析等多种工具来帮助疫苗研发[36]，以提供免疫原性更强、保护范围更广、保护更持久、毒副作用更小、成本更低、对抑制重症/阻断传播的有效性更高并能快速生产的新疫苗[16]。

（2）研发同科同属病原体的通用疫苗

造成大流行的病原体往往是已有同科同属病原体的新种或新变异株，应做好具有大流行风险的同科同属病原体的通用疫苗储备，以应对未来可能出现的新病毒和变异，如覆盖 SARS-CoV、MERS-CoV、SARS-CoV-2 的冠状病毒通用疫苗，覆盖 H5、H7、H9 等主要感染人的禽流感亚型的流感病毒通用疫苗是目前迫切需要开展的研究工作[37]。

（3）全球疫苗共享的技术体系

亟需建立国际疫苗技术共享平台，建立全球疫苗冷链共享平台。对于冷链要求较高的疫苗，支持欠发达国家和地区的本底研发和生产，减少资源浪费[36]。

2. 药物研发和储备

（1）鼓励创新型药物研发

建立综合性药物快速研发平台，利用大数据、AI技术等助力药物研发，提高研发速度并控制研发成本；从原料、给药途径、耐药性等多方面对药物进行优化，促进创新型抗病毒药物的研发，并进一步研究替代疗法，如单克隆抗体药物和免疫调节剂等[16]；对针对大流行风险病原体的药物研发，加快药物审批节奏，实现"短平快"。

（2）中医药抗病毒药物

加强中药及有效成分的基础性研究；开展中药生物活性评价、临床疗效评价及安全性评价的研究；建立高效、微量、快速的药效组分筛选系统[30]。

（3）广谱抗病毒药物研发和储备

基于生物信息学、结构生物学、人工智能等多领域技术，加以整合筛选同科同属广谱药物靶点及进行广谱药物的研发，储备现有广谱抗病毒药物。

3. 诊断技术创新及原料、试剂和设备的储备

（1）诊断技术创新

为了及时应对大流行，满足群体检测需求，应当促进开发和使用新的病毒感染的检测和诊断方法，研究适用于床旁或现场的、方便的、快捷的、准确的，甚至家庭化、智能化的诊断技术与设备[38]。以新冠病毒为例，目前其实验室诊断方法主要包括 PCR、基因组测序、病毒分离培养、血清学抗体诊断及 POCT 等[38]，这些诊断技术仍然需要优化。

（2）原料、试剂和设备的储备

对灵敏度高、特异性好、广谱、多病原体的诊断试剂进行储备；对原材料、关键设备等也应进行相应储备；对于目前在国际传播但国内尚未出现的病原体，也应未雨绸缪，研发并储备诊断试剂，以备随时狙击输入性疫情。

4. 宏观尺度的大流行驱动力研究和干预

（1）进化论角度的大流行驱动研究

从物种起源和进化角度，研究驱动大流行的病原体进化特征、宿主种群进化及二者的相互作用，探究病原体及其跨物种传播在全球物种进化中的关键因素，探索能够降低跨物种传播风险的干预措施[16]。

（2）多学科、宏观多尺度的大流行建模和驱动力研究

研究气候变化、社会发展、天文地质等因素在大流行驱动中的作用规律，从而为人类—动物—生态系统界面的健康事件的预防和准备活动提供信息[17]；建立大流行模型，从环境、生态、交叉等多维度探索大流行相关因素，通过剖析大流行模型并分析潜在驱动因素与溢出 / 传播风险之间的相互作用，可能有助于制定更优化的大流行准备策略[7]。

五、人才培养和储备

在公共健康 3.0、One Health、生物安全与健康安全等理念下，培养

以公共卫生与预防医学为主体，包括临床医学、人畜共患病、环境与健康等与人群健康相关专业的人才，从大健康和国家安全的高度系统规划卫生人才的教育与培养[39-40]。

1.构建以大健康为中心的全链条公共卫生人才培养体系

强调专业核心能力、创新能力和岗位胜任力的培养，以大健康为中心，构建覆盖院校教育、上岗前教育、继续教育的培养体系，宽口径培养公共卫生复合型人才[41]。

2.核心知识能力和跨领域知识并重

为应对多元化的健康影响因素，对人才进行相关学科培训的同时还应重视流行病学、生物统计、生物医学实验、环境科学、卫生政策与管理、社会行为科学，以及信息传播与大数据、领导能力、对外交流、系统性思维等跨领域专业素养的培养，重视应急防疫方面的人才培养和双学位教育[42]。目的在于了解多层面的健康影响因素，并且在疾病监测、应急响应时提出不同方面的解决方案。

3.加强医疗体系和疾控体系的建制性交流

加强医学院与疾控部门的合作，培养疾病控制和应用基础研究的复合型人才；培养一线疾控工作人员应具备的公共卫生知识和处置能力。在临床医生教育培养过程中强化公共卫生教育，提升早期发现传染病个案的能力，规范疫情上报并积极参与控制疫情[43]。探索设立相关的学者计划和科研项目，建立人才在医院和疾控中心双向流动的激励机制，促进疾控中心高素质人才储备，以在应急处置中指导医院的疫情控制工作。

4.加强对各级卫生健康管理部门负责人的教育培训

各级卫生健康管理部门的干部队伍是应对突发公共卫生事件和处置大流行的关键，是公共卫生事件的准备及早期应对的决策主体，需要对所在地的卫生状况和疫情有整体了解并做出防控布局，这对卫生健康管理部门干部的专业背景提出了明确要求[44]。加强对各级卫生健康管理部门负责人在疾病防控和应急防疫方面的定期教育培训，经常性强化疾控意识，形成建制化的学习和培训机制[45]。

（刘　军　王奇慧　宋述慧　李明锟）

参考文献

[1] TAYLOR L H, LATHAM S M, WOOLHOUSE M E. Risk factors for human disease emergence[J]. Philos Trans R Soc Lond B Biol Sci, 2001, 356(1411): 983–989.

[2] Center for Disease Control and Prevention. Zoonotic diseases[EB/OL]. (2021–07–01)[2021–11–12]. https://www.cdc.gov/onehealth/basics/zoonotic–diseases.html.

[3] KOH L P, LI Y, LEE J S H. The value of China's ban on wildlife trade and consumption[J]. Nat Sustain, 2021, 4(1): 2–4.

[4] MERIANOS A. Surveillance and response to disease emergence[J]. Curr Top Microbiol Immunol, 2007, 315: 477–509.

[5] Harvard Global Health Institute. Report of the scientific task force on preventing pandemics[EB/OL]. (2021–08–31)[2021–11–01]. https://cdn1.sph.harvard.edu/wp-content/uploads/sites/2343/2021/08/PreventingPandemicsAug2021.pdf.

[6] USAID. Pandemic influenza and other emerging threats[EB/OL]. (2013–08–30)[2021–11–02]. https://www.usaid.gov/sites/default/files/documents/1864/PIOETFact%20SheetApril2013.pdf.

[7] MORSE S S, MAZET J A, WOOLHOUSE M, et al. Prediction and prevention of the next pandemic zoonosis[J]. Lancet, 2012, 380(9857): 1956–1965.

[8] MEHTA K, GONEAU L W, WONG J, et al. Zoonotic influenza and human health–part 2: clinical features, diagnosis, treatment, and prevention strategies[J]. Curr Infect Dis Rep, 2018, 20(10): 38.

[9] Center for Disease Control and Prevention. Get your community ready for pandemic influenza using nonpharmaceutical interventions[EB/OL]. (2017–04–30)[2021–11–02]. https://www.cdc.gov/nonpharmaceutical–interventions/pdf/gr–pan–flu–npi.pdf.

[10] GARDY J L, LOMAN N J. Towards a genomics–informed, real–time, global pathogen surveillance system[J]. Nat Rev Genet, 2018, 19(1): 9–20.

[11] WHO. Maintaining surveillance of influenza and monitoring SARS–CoV–2–Interim guidance[EB/OL]. (2020–11–19)[2021–11–02]. https://www.who.int/publications/i/item/

maintaining–surveillance–of–influenza–and–monitoring–sars–cov–2–adapting–global–influenza–surveillance–and–response–system–(gisrs)–and–sentinel–systems–during–the–covid–19–pandemic.

[12] CARROLL D, DASZAK P, WOLFE N D, et al. The global virome project[J]. Science, 2018, 359(6378): 872–874.

[13] CARROLL D, MORZARIA S, BRIAND S, et al. Preventing the next pandemic: the power of a global viral surveillance network[J]. BMJ, 2021, 372: 485.

[14] GRAHAM B S, SULLIVAN N J. Emerging viral diseases from a vaccinology perspective: preparing for the next pandemic[J]. Nat Immunol, 2018, 19(1): 20–28.

[15] Food and Agriculture Organization of the United Nations, World Organisation for Animal Health. The global framework for the progressive control of transboundary animal diseases[EB/OL]. (2004–05–24)[2021–11–10]. https://www.oie.int/fileadmin/Home/eng/About_us/docs/pdf/GF–TADs_approved_version24May2004.pdf.

[16] WHO. Global influenza strategy 2019–2030[EB/OL]. (2019–03–19)[2021–11–15]. https://www.who.int/influenza/Global_Influenza_Strategy_2019_2030_Summary_English.pdf?ua=1.

[17] FAO, OIE, WHO, Global early warning and response system for major animal diseases, including zoonoses[EB/OL]. (2006–02–28)[2021–11–10]. https://www.oie.int/fileadmin/Home/eng/Animal_Health_in_the_World/docs/pdf/GLEWS_Tripartite–Finalversion010206.pdf.

[18] ZIEGLER T, MAMAHIT A, COX N J. 65 years of influenza surveillance by a World Health Organization–coordinated global network[J]. Influenza Other Respir Viruses, 2018, 12(5): 558–565.

[19] EDWARDS S. OFFLU network on avian influenza[J]. Emerg Infect Dis. 2006, 12(8):1287–1288.

[20] Defense Advanced Research Projects Agency. Pandemic prevention platform（P3）[EB/OL]. (2021–07–21)[2021–11–03]. https://www.darpa.mil/program/pandemic–prevention–platform.

[21] 宋华琳. 疾病预防控制机构法律地位的反思与重构 [J]. 探索与争鸣, 2020（4）: 195–204.

[22] 孙点剑一, 李立明. 浅谈公共卫生与疾病预防控制体系建设 [J]. 中国科学院院刊, 2020, 35(9): 1096–1104.

[23] POPESCU S. Roadblocks to infection prevention efforts in health care: SARS-CoV-2/ COVID-19 response[J]. Disaster Med Public Health Prep, 2020, 14(4): 538-540.

[24] DEWEY C, HINGLE S, GOELZ E, et al. Supporting clinicians during the COVID-19 pandemic[J]. Ann Intern Med. 2020, 172(11): 752-753.

[25] ABUBAKAR I, GAUTRET P, BRUNETTE G W, et al. Global perspectives for prevention of infectious diseases associated with mass gatherings[J]. Lancet Infect Dis, 2012, 12(1): 66-74.

[26] LIPKIN W I. Microbe hunting[J]. Microbiol Mol Biol Rev. 2010, 74(3): 363-377.

[27] PAEZ-ESPINO D, ELOE-FADROSH E A, PAVLOPOULOS G A, et al. Uncovering earth's virome[J]. Nature, 2016, 536(7617): 425-430.

[28] MILINOVICH G J, WILLIAMS G M, CLEMENTS A C, et al. Internet-based surveillance systems for monitoring emerging infectious diseases[J]. Lancet Infect Dis, 2014, 14(2): 160-168.

[29] REDDIN K, BANG H, MILES L. Evaluating simulations as preparation for health crises like COVID-19: insights on incorporating simulation exercises for effective response[J]. Int J Disaster Risk Reduct, 2021, 59: 102245.

[30] 科技部, 国家经贸委, 国家中医药管理局. 医药科学技术政策 [N]. 中国中医药报, 2002-09-19. DOI:10.38343/n.cnki.nzyyb.2002.001079.

[31] European Centre for Disease Prevention and Control. Handbook on simulation exercises in EU public health settings - how to develop simulation exercises within the framework of public health response to communicable diseases[EB/OL]. (2014-05-31)[2021-11-10]. https://www.ecdc.europa.eu/sites/default/files/documents/simulation-exercise-manual.pdf.

[32] SKRYABINA E, REEDYB G, AMLÔT R, et al. What is the value of health emergency preparedness exercises? A scoping review study[J]. International journal of disaster risk reduction, 2017, 21: 274-283.

[33] MADHAV N, OPPENHEIM B, GALLIVAN M, et al. Disease control priorities: improving health and reducing poverty[R]. 3rd ed. The International Bank for Reconstruction and Development/The World Bank, 2017: Chapter 17.

[34] Center for Disease Control and Prevention. CDC pandemic tools[EB/OL]. (2020-04-20) [2021-11-07]. https://www.cdc.gov/flu/pandemic-resources/pandemic-resources.html.

[35] THOMPSON W W, COMANOR L, SHAY D K. Epidemiology of seasonal influenza: use of surveillance data and statistical models to estimate the burden of disease[J]. J Infect Dis,

2006, 194(Suppl 2): S82–91.

[36] HATCHETT R, LURIE N. Outbreak response as an essential component of vaccine development[J]. Lancet Infect Dis, 2019, 19(11): e399–e403.

[37] DAI L, ZHENG T, XU K, et al. A universal design of betacoronavirus vaccines against COVID–19, MERS, and SARS[J]. Cell, 2020, 182(3): 722–733.

[38] VANDENBERG O, MARTINY D, ROCHAS O, et al. Considerations for diagnostic COVID–19 tests[J]. Nat Rev Microbiol, 2021, 19(3): 171–183.

[39] DESALVO K B, WANG Y C, HARRIS A, et al. Public health 3.0: a call to action for public health to meet the challenges of the 21st century[J]. Prev Chronic Dis, 2017, 14: E78.

[40] ÖZDEMIR V. "One Nature": a new vocabulary and frame for governance innovation in post–COVID–19 planetary health[J]. OMICS, 2020, 24(11): 645–648.

[41] SULLIVAN L M, VELEZ A A, GALEA S. Graduate public health education in the post–COVID–19 era[J]. Lancet public health, 2020, 5(9): e473.

[42] CHRISTER E. Johns Hopkins Bloomberg School of Public Health[EB/OL]. (2011–12–31) [2021–11–07]. https://publichealth.jhu.edu/.

[43] 张慧珍, 巴月, 段丽菊, 等. 以课题研究为主导的预防医学毕业生综合创新能力培养 [J]. 河南教育学院学报 (自然科学版), 2011, 20(1): 68–69.

[44] ADIBE B. COVID–19 and clinician wellbeing: challenges and opportunities[J]. Lancet public health, 2021, 6(3): e141–e142.

[45] 杜建, 詹启敏. 中国公共卫生人才培养模式和政策改革的思考 [J]. 中华医学教育杂志, 2020, 40(8): 577–581.

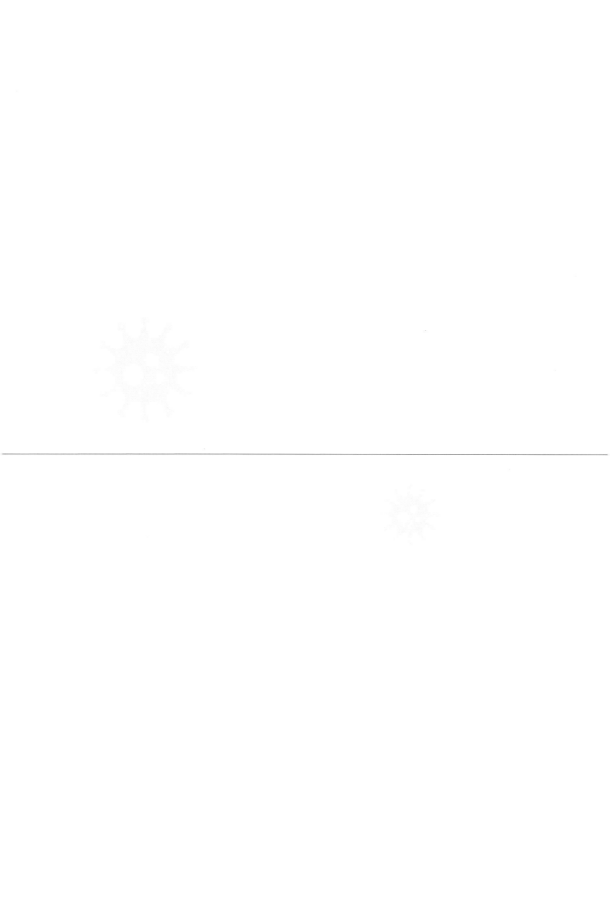

第九章
大流行的应对与评估

    国际关注的突发公共卫生事件（PHEIC）通常是针对传染病的国际传播，构成对其他国家公共卫生风险，并有必要采取国际应对措施的事件。宣布 PHEIC 并采取相应措施，是大流行应对的重要内容。迄今为止，WHO 共宣布 6 起 PHEIC，分别是 2009 年甲型 H1N1 流感疫情、2014 年脊髓灰质炎疫情、2014 年西非埃博拉疫情、2015 年寨卡病毒疫情、2019 年刚果（金）埃博拉疫情和 2020 年新冠肺炎（COVID-19）疫情[1-3]。传染病大流行给全球卫生、国际安全和世界经济带来的威胁和风险不受国界限制，各国都需要重视。通过对预防、检测等措施的演练，提升快速应对突发公共卫生事件的能力[4]。总结历史和当前传染病大流行及其他 PHEIC 相关疫情的应对经验，对于今后潜在大流行风险疾病的早期发现、流行控制、减少损失等至关重要。

一、PHEIC 应对与评估

1. 2009 年甲型 H1N1 流感

2009 年 4 月 25 日，WHO 宣布 2009 年甲型 H1N1 流感疫情为 PHEIC。至 2009 年 6 月中旬，全球共 74 个国家和区域报告了流感病例，感染 28 744 人，死亡 14 人。该病毒已成为目前全球季节性流行的主要流感病毒之一。在甲型 H1N1 流感疫情出现后，针对可能在欧盟范围内流行的 2009 年甲型 H1N1 流感，2009 年 4 月 23 日，欧盟委员会将其警戒级别提升至"红色"，并启动公共安全应急措施[5]。英国和法国等国家都成立了由相关政府部门组成的专门的应急机构，以加强协调应对工作，保证防控政策的执行。WHO 和欧洲疾控中心定期发布各成员国新增实验室确诊病例和死亡病例，同时发布累计病例数，及时跟踪监测甲型 H1N1 流感疫情情况，并要求各国开展严格的监测工作。随后，WHO 共发布包括《用于甲型 H1N1 流感病毒诊断的病毒基因序列指南》在内的指导文件 60 余份，还发布了有关机场病例管理指南、个人卫生防护指南、2009 年甲型 H1N1 流感病例临床管理指南等技术指导，并及时针对具体疫情情况进行修订。WHO 与相关制药企业和国家药物监管机构就 2009 年甲型 H1N1 流感药物和疫苗生产问题协商合作，建立或改建新的生产系统，确保抗病毒药物和疫苗的安全供给。在此次疫情应对中，慢性病患者、孕妇和卫生医疗工作者为优先接种 2009 年甲型 H1Nl 流感疫苗的群体。同时，WHO 还向 117 个中等收入国家提供技术和资金支持，以帮助其获取流感疫苗生产技术和相应的疫苗供应。随着 2009 年甲型 H1N1 流感病毒逐渐成为季节性流感的主要流行株，各国开始转变防控策略，主要使用监测网络进行重大异常病例监测及继续加强疫苗的推广。

为明确全球 2009 年甲型 H1N1 流感应对的经验教训，对未来大流感或其他公共卫生危机的防控和应对策略进行完善，WHO 在全球流感防控工作趋于结束时开始对 2009 年甲型 H1N1 流感的应对情况进行全面系统的评估,该评估为事后定性评估[5]。WHO 评估委员会评估了 3 个主要方面,即《国际卫生条例（2005）》功能的发挥、WHO 在大流感中的角色及未来流感和突发公共卫生事件的准备和应对经验[5]。总体上,WHO 在疫情监测、临床治疗、疫苗研发及分配等方面对于引导各国应对 2009 年甲型 H1N1 流感发挥了重要的作用。世界各国在吸取既往经验教训基础上,对 WHO 的防控策略及应对工作给予积极响应,并在 WHO 领导下及时应对 2009 年甲型 H1N1 流感,开展了大量的流感防控工作,并及时了解全球疫情,分析变化态势,发布疫情监测数据及应对指导。

2. 2014 年脊髓灰质炎

全球消除脊髓灰质炎行动自 1988 年开展以来,至 2013 年该病发病率下降了 99%。在已有疫苗的情况下,各国多年未出现病例,WHO 一度将其列为计划消除的疾病。但 2013—2014 年,野生型脊髓灰质炎病毒（WPV）感染病例在全球范围内激增 86%。据报道,2013 年巴基斯坦 WPV 感染病例增加了 60%,之后 WPV 疫情蔓延至 5 个之前已宣布根除脊髓灰质炎的国家。2014 年 5 月 5 日,WHO 宣布将此次疫情升级为 PHEIC。

同时,《国际卫生条例》突发事件委员会对正在输出 WPV 的国家（巴基斯坦、喀麦隆和叙利亚等）提出临时建议[2]:①正式宣布脊髓灰质炎病毒传播是突发公共卫生事件;②确保所有居民在出国前接种疫苗,并且对居民长期提供口服脊髓灰质炎疫苗或灭活脊髓灰质炎病毒疫苗;③确保旅行者拥有国际预防接种证书或记录他们的脊髓灰质炎疫苗接种情况的证明;④保持相关措施的实施,直至符合《国际卫生条例（2005）》规定的标准。2014 年 8 月,针对全球多个国家报告脊髓灰质炎病例的情况,中国疾病预防控制中心也开展了大量工作,密切关注全球疫情动态,严防 WPV 的输入。同时,各地开始组织动员,填补人群免疫空白,确保了在 2008 年 8 月底前保质保量完成疫苗补种工作。

3. 2015 年寨卡病毒病

2015 年 5 月，巴西公共卫生部门确认本国东北部地区发生了寨卡病毒本土传播现象。2016 年 2 月 1 日，WHO 宣布本次巴西的小头症和其他神经系统疾病聚集性病例疫情为 PHEIC[2]。宣布这一声明的理由并不是由当时已知的寨卡病毒感染情况决定的，而是由上述未知的并发症集群决定的[6]。以后，证实了寨卡病毒感染与该并发症集群有关，并迅速通过旅行者传播到全球 100 多个国家[7-10]。美国、澳大利亚、日本、俄罗斯等国也纷纷出台旅行警告，提醒本国怀孕女性推迟前往巴西。巴西政府在此次寨卡病毒疫情应对过程中，在全国范围内组建了统一协调指挥体系，对疫情进行全面监控，积极宣传相关防治知识；动员全社会积极灭蚊，尽可能切断寨卡病毒的传播途径；从各个层面加强对寨卡病毒疫情的控制并为里约奥运会的到来积极做准备[11]。

《国际卫生条例》突发事件委员会建议采取以下措施控制寨卡病毒的传播[3]：①加强病毒感染监测；②加强风险沟通；③采取适当的病媒控制措施；④注意确保育龄妇女，特别是孕妇有必要的流行病学调查信息和资料，降低接触寨卡病毒的风险；⑤对暴露于寨卡病毒的孕妇进行咨询和随访，了解分娩结局。《国际卫生条例》突发事件委员会建议，在长期应对措施上，应加强寨卡病毒疫苗、治疗和诊断方法的研发工作[3]。在已知寨卡病毒传播地区，卫生服务机构应做好必要的准备，以应对神经综合征和 / 或先天性畸形的潜在增加。此外，各国政府应确保及时报告和分享与 PHEIC 有关的重要公共卫生信息[3]。

4. 2014 年和 2019 年埃博拉病毒病

埃博拉病毒病（EVD）是人类历史上最致命的病毒性疾病之一，具有极高的传染性和致死率（50% ～ 90%）[12]。目前该病已传播至非洲大陆以外的地区，如美国、西班牙、英国和意大利等[12]。2014 年 8 月 8 日，WHO 宣布西非三国几内亚、利比里亚和塞拉利昂的埃博拉疫情已经发展成为

PHEIC[12]。截至 2016 年 3 月，WHO 取消 PHEIC 的判定，本次疫情共确诊病例 28 616 人，死亡 11 310 人。疫情波及的国家最终在国际援助下采取了隔离、救治、遗体处理等措施。

2019 年 7 月 17 日，WHO 宣布在刚果（金）暴发的 EVD 为 PHEIC。截至 2019 年 9 月 23 日，刚果（金）卫生部报告称，该国已有 3310 例病例，其中 2201 例死亡病例[13]。这是全球史上第二严重的埃博拉疫情。疫情暴发后，WHO 启动国家、区域和全球协调机制应对疫情，联合刚果（金）卫生部向受影响地区部署快速反应小组，以实施应对活动。刚果（金）卫生部在 WHO 等机构的支持下采取了一系列疫情防控措施[14]：加强疫情监测，对密切接触者进行追踪，并开发交互式可视化工具实时监测和响应疫情的动态变化，开展疫苗接种等。同时开始陆续使用 MAbll4、Remdesivir、zMapp 和 Favipiravir 等多种药物对患者进行治疗；建立埃博拉诊疗中心和移动实验室，及时对疑似病例进行诊断和治疗；加强感染控制，对受影响地区的饮用水卫生进行监督并实施消毒处理，指导当地居民进行安全且有尊严的丧葬；加强跨境监测，刚果（金）在 WHO 和国际移民组织的支持下，加强对 65 个入境点的监测；指导邻国应急准备应对措施。

2014 年 9 月，中国在塞拉利昂首都弗里敦建立了移动式生物安全三级实验室，在帮助塞拉利昂应对埃博拉疫情中发挥重要作用。2015 年 3 月，中国帮助塞拉利昂建立的固定生物安全三级实验室"中塞友好生物安全实验室"投入使用。2016 年，该实验室被塞拉利昂卫生部指定为"病毒性出血热国家参比实验室"和"病毒检测与生物安全国家培训中心"。在 2014—2016 年抗击埃博拉疫情中，中国提供多轮防疫物资、粮食和现汇援助，总价值 7.5 亿元人民币，覆盖非洲 13 个国家和各大组织。此外，中国还先后派遣 1200 余名医疗人员和公共卫生专家支援西非。在 2018 年的刚果（金）埃博拉疫情发生后，中国政府第一时间通过多双边渠道为非洲有关国家防控埃博拉疫情提供了多轮包括资金、物资、技术、培训等在内的多方面的支持。由此可见，中国是非洲公共卫生领域越来越重要的参与者，在医疗团队援助、基础设施建设、医疗设备和药品捐赠、知识共享及共同抗击疫情等方面做出了重要贡献。

5. 2020 年 COVID-19

（1）应对措施的评估

①非药物干预（NPIs）措施。在传染病大流行时期，封锁、旅行限制、交通限制、活动取消、保持社交距离、戴口罩和保持个人卫生等非药物干预措施为应对 COVID-19 起到了重要作用。Alba Mendez-Brito 等研究发现，在 COVID-19 大流行的第一波期间，关闭学校是最有效的举措，其次是关闭商业活动等公共场所，以及禁止公共活动[15]。佩戴口罩、疫情信息发布与沟通为应对大流行起到了重要作用[15]。有学者对 2020 年 3—4 月 79 个国家和地区实施的 6068 项非药物干预措施进行了综合、分层模拟分析[16]，结果显示，在所有措施中，保持社交距离和旅行限制的作用最大。在 WHO 世界公共卫生和社会措施全球数据集中所提及的非药物干预措施中，取消小规模聚会效力最高（83%），其次是关闭学校（73%）和边境限制（56%）。此外，增加个人防护设备供应（51%）、个人活动限制（42%）及国家封锁（25%）也具有较好的效果。研究已证实，旅行限制有助于遏制 COVID-19 跨境传播[17]。研究表明，保持社交距离是阻断传播的有效手段之一，至少 1 米的社交距离政策与新冠病毒感染的大幅减少有关，而 2 米的距离可能更有效[18]；使用口罩可大大降低感染风险（n=2647；aOR=0.15，95%CI，0.07～0.34），并且护目镜可提供额外的益处（n=3713；aOR=0.22，95%CI，0.12～0.39）[18]。

②药物性干预措施。目前，有多种治疗方案可用于感染的控制。抗病毒药物（如瑞德西韦、莫努匹韦）、抗 SARS-CoV-2 单克隆抗体（如班拉尼单抗 / 依替西单抗、卡西利单抗 / 伊德威单抗）、抗炎药物（如地塞米松）、免疫调节药物（如巴氏替尼、托西珠单抗）等可在美国 FDA 颁发的紧急使

用授权（EUA）下获得，或者正进行可用性评估[19-20]。COVID-19 疾病的临床过程分为两个阶段：疾病早期阶段，即在出现症状之前或之后不久，SARS-CoV-2 复制最为严重。在病毒复制的这一阶段，抗病毒药物和基于抗体的治疗可能更有效。疾病的临床期是由细胞因子的释放和凝血系统的激活引起的高炎症状态引起的，导致了血栓前状态。抗炎药物如皮质类固醇、免疫调节疗法或这些疗法的组合，可能比抗病毒疗法更有助于对抗这种高炎症状态[19, 21]。

③疫苗。疫苗接种是应对大流行最重要的措施。根据全球统计，截至 2022 年 4 月 11 日，有 344 个候选疫苗，其中 126 个处于临床试验中，31 个疫苗已经投入正常使用（包括 11 个灭活疫苗、12 个蛋白亚单位疫苗、2 个 RNA 疫苗、1 个 DNA 疫苗、1 个类病毒颗粒疫苗及 4 个非复制型病毒载体疫苗）[22]。Our World in Data 数据显示，截至 2022 年 4 月 24 日，全球累计已接种 COVID-19 疫苗 115.2 亿剂次，全球有约 65.1% 的人口至少接种了一剂[23]。疫苗在现实世界中的有效性备受关注。以色列、英国、瑞典和美国使用的疫苗有效性数据表明，目前可用的 COVID-19 疫苗在预防所有年龄段的成年人因 COVID-19 发生严重并发症和死亡方面均有效[24]。单剂量 BNT162b2 或 ChAdOx1 可显著减少老年人的 COVID-19 感染症状，进一步预防重症病例的发生[25]。真实世界研究证实，在完成两针全程接种前提下，现有上市疫苗对 SARS-CoV-2 的原有毒株和病毒变异株（包括 Delta 变异株）也具有较好的保护作用。中国科兴疫苗在智利的真实世界研究证明，两剂疫苗接种后预防感染和住院效果良好，其有效性分别为 65.9%（95%CI，65.2% ～ 66.6%）和 87.5%（95%CI，86.7% ～ 88.2%），预防因 COVID-19 收入 ICU 和相关死亡的有效性分别为 90.3%（95%CI，89.1% ～ 91.4%）和 86.3%（95%CI，84.5% ～ 87.9%）[26]。国际真实世界证据显示，BNT162b2 和 mRNA-1273 在预防 SARS-CoV-2 感染、住院和重症方面也具有较好效果[27]，两种疫苗预防 COVID-19 相关 ICU 住院率均大

于 90%（BNT162b2 95%CI，51.4% ～ 100%；mRNA-1273 95%CI，43.3% ～ 100%）[27]。

（2）COVID-19 疫情应对评估

为探究 COVID-19 的国际卫生应对情况及导致全球健康和社会经济危机的原因，WHO 及不同领域的专家学者对全球或本国的 COVID-19 应急响应情况进行了系统、严格的审查[28]，以总结经验教训，提出基于循证的建议，以确保全球能够更有效地应对大流行的威胁。大流行防范和应对独立评估小组（Independent Panel for Pandemic Preparedness & Response，IPPPR）在对 COVID-19 相关文献进行审查的基础上，与国际组织（包括 WHO），来自各国的政府代表、民间社会工作者、卫生工作者和学术专家等进行半结构化深度访谈，并综合多次圆桌讨论中的专家意见，对一系列细节问题进行了综合、全面的评估。

IPPPR 主要以定性评估的方式对组织协调、防范准备、监测预警、应急响应、物资供应、卫生系统和疫苗分配等方面启动对 COVID-19 的国际卫生应对情况进行全面审查。评估发现，在全球层面，大多数旨在加强全球大流行防范工作的具体建议并未得到有效落实，疫情大流行防范的预留资金严重不足，许多国家缺乏翔实的大流行防范计划，核心公共卫生能力薄弱，有组织的多部门协调机制不畅等[29]。虽然为确保全球公平获取疫苗而迅速成立的 COVID-19 疫苗全球获取（COVAX）机制发展良好，但资金缺乏和"疫苗民族主义"在一定程度上阻碍了既定目标的实现。

除了 IPPPR，全球各国学者也对 COVID-19 的应对情况进行了评估。英国牛津大学通过 OxCGRT（牛津 COVID-19 政府反应跟踪器）项目从学校停课、关闭工作场所、取消公共活动、限制公众集会、关闭公共交通、居家要求、信息发布、限制国内人员流动和管制国际旅行 9 个方向计算政府严格指数，分数越高表示政府反应越严格[30]。英国智库公司"深度认知集团"利用 WHO、美国约翰斯·霍普金斯大学、世界银行、《柳叶刀》等

500个公开数据源，基于六大维度、30个指标、130个定量和定性参数，对近200个国家和地区的COVID-19大流行区域安全进行评估。其评分的六大维度分别是紧急应变能力、区域弹性、检测和监测能力、医疗体系准备度、政府风险管理效率及隔离有效性[31]。其他COVID-19应对评估体系方向还包括政府抗疫满意度评价、全球疫情应对和经济复苏综合评价、COVID-19复苏指数和2021年全球软实力指数评价等。

二、大流行应对能力评估

1. 应对能力评估的主要维度与指标

既往对传染病大流行的应对评估均提出，有必要在透明、全球性和经常性的基础上更好地了解和衡量全球预防、发现和迅速应对传染病流行和大流行威胁的能力，以发现不足，加强能力建设，为下一次大流行的应对做好准备。因此，评估全球应对突发公共卫生事件的能力至关重要。各国针对传染病大流行的卫生安全及相关能力的评估指标体系层出不穷，其中较为经典的包括：①全球卫生安全（GHS）指数[4]，主要以评分的方式从预防、检测报告、快速响应、卫生系统、遵守国际规范和风险环境6个维度评估一个国家应对传染病大流行的能力；②《国际卫生条例（2005）》能力的联合外部评估工具[32]，可独立评估国家预防、发现和迅速应对公共卫生威胁的能力。它以预防、检测、响应、入境点和其他危害等四大主题评估19个技术领域的《国际卫生条例（2005）》能力。IHR能力评分从1级（无能力）到5级（可持续能力）分级；③全球卫生弹性系统[33]，以社区参与为中心，围绕政府和筹资、卫生服务提供、医疗产品和技术、卫生人力及公共卫生职能5个要素，以多方协作和健康公平为两个基本点，评价突发公共卫生危机中各国卫生系统的复原能力。

2. 应对能力评估案例：全球卫生安全（GHS）指数

全球卫生安全（GHS）指数是对《国际卫生条例（2005）》195个缔约

国的卫生安全及相关能力的首次全面评估和基准设定[4]，是核威胁倡议组织（Nuclear Threat Initiative，NTI）、约翰斯·霍普金斯大学卫生安全中心（Johns Hopkins Center for Health Security，JHU）与经济学人信息部（Economist Intelligence Unit，EIU）共同开发的指数。GHS 指数提供了对各国卫生安全的全面评估，并以更广泛的背景考虑了每个国家的生物风险。该指数包括 6 个类别、34 个指标和 85 个次级指标，从预防、检测报告、快速响应、卫生系统、遵守国际规范和风险环境这 6 个维度分别评分，以评估一个国家应对传染病大流行的能力[4]。主要包括：评价各国是否有足够的能力防止病原体的出现或传播；是否能对可能引起国际关注的流行病进行早期发现和报告；是否能够迅速应对和减缓大流行的蔓延；是否有足够强大的卫生系统来治疗患者和保护卫生工作者；是否能够承诺提高国家能力，为解决差距提供资金计划，并遵守全球规范；评价该国面临生物威胁的总体风险和应对的脆弱性等方面的情况。

GHS 指数 2019 年评估发现，195 个被评估国家的 GHS 指数总体平均得分为 40.2 分，满分为 100 分。从整体角度分析，世界各国的卫生安全保障较为薄弱。GHS 指数各维度的具体得分如下：①不到 7% 的国家在防止病原体出现或释放能力方面得分达到最高水平（8 级）；②只有 19% 的国家在检测和报告方面获得高分；③只有不到 5% 的国家在快速应对和减缓流行病传播能力方面获得高分，绝大多数国家都没有做好全球灾难性生物事件的防范准备；④卫生系统指标平均得分为 26.4 分，为得分最低的类别，大多数国家缺乏对疫情和大流行响应十分关键的基础性卫生系统能力；⑤在过去 3 年中，不到一半的国家提交了《生物武器公约》下的建立信任措施，表明它们有能力遵守与生物威胁有关的重要国际规范和承诺；⑥只有 23% 的国家在与政治体系和政府效率相关的指标上获得高分[4]。

总体而言，GHS 指数评估结果显示，许多国家在预防、发现和应对突发卫生事件的能力方面存在严重不足。在新冠肺炎疫情大流行背景下，如何加强卫生系统韧性，全面提高全球卫生应急能力，更好地应对未来可能的大流行，已成为世界各国面临的重大挑战。各国均需要通过大流行应对能力评估，总结经验，在实践中不断探索和完善，提高全球应对传染病大流行的能力，共同构建人类卫生健康共同体。

（刘　珏　刘　军）

参考文献

[1] 汤蓓 . PHEIC 机制与世界卫生组织的角色演进 [J]. 世界经济与政治 , 2020（3）: 44-61.

[2] WILDER-SMITH A, OSMAN S. Public health emergencies of international concern: a historic overview[J]. J Travel Med, 2020, 27(8): taaa227.

[3] WHO. IHR Emergency Committees Reports 2020[EB/OL].(2021-09-31)[2021-11-05]. http://www.euro.who.int/en/health-topics/emergencies/international-health-regulations/reporting-events/ihr-committees/ihr-emergency-committee.

[4] Nuclear Threat Initiative, Johns Hopkins Center for Health Security, Economist Impact. Global Health Index 2019[EB/OL]. (2021-09-30)[2021-11-05]. https://www.ghsindex.org/.

[5] WHO. Strengthening response to pandemics and other public-health emergencies[EB/OL]. (2011-01-01)[2021-11-10]. https://www.who.int/publications/i/item/strengthening-response-to-pandemics-and-other-public-health-emergencies.

[6] HEYMANN D L, HODGSON A, SALL A A, et al. Zika virus and microcephaly: why is this situation a PHEIC?[J]. Lancet, 2016, 387(10020): 719-721.

[7] MASSAD E, TAN S H, KHAN K, et al. Estimated Zika virus importations to Europe by travellers from Brazil[J]. Glob health action, 2016, 9: 31669.

[8] QUAM M B, WILDER-SMITH A. Estimated global exportations of Zika virus infections via travellers from Brazil from 2014 to 2015[J]. J Travel Med, 2016, 23(6): taw059.

[9] ROCKLÖV J, QUAM M B, SUDRE B, et al. Assessing seasonal risks for the introduction and mosquito-borne spread of Zika virus in Europe[J]. EBioMedicine, 2016, 9: 250-256.

[10] WILDER-SMITH A, CHANG C R, LEONG W Y. Zika in travellers 1947-2017: a systematic review[J]. J Travel Med, 2018, 25(1): tay044.

[11] 牛丹丹 . 公共卫生应急管理 : 以巴西应对寨卡病毒危机的措施为例 [J]. 拉丁美洲研究 ,

2017（2）: 126–143.

[12] 徐鹤峰, 胡桂学. 埃博拉病毒病概述 [J]. 中国人兽共患病学报, 2020, 36(10): 9.

[13] DRC Health Ministry. Situation report[EB/OL]. (2021–09–30)[2021–11–12]. https://who. maps.arcgis.com/apps/opsdashboard/index.html#/e70c3804f6044652bc37cce7d8fcef6c.

[14] 韩辉, 齐可嘉, 宋亚京, 等. 2018 年刚果民主共和国埃博拉出血热疫情风险评估 [J]. 口岸卫生控制, 2018, 23(3): 19–23.

[15] MENDEZ–BRITO A, EL BCHERAOUI C, POZO–MARTIN F. Systematic review of empirical studies comparing the effectiveness of non–pharmaceutical interventions against COVID–19[J]. J Infect, 2021, 83(3): 281–293.

[16] HAUG N, GEYRHOFER L, LONDEI A, et al. Ranking the effectiveness of worldwide COVID–19 government interventions[J]. Nat Hum Behav, 2020, 4(12): 1303–1312.

[17] BURNS J, MOVSISYAN A, STRATIL J M, et al. International travel - related control measures to contain the COVID - 19 pandemic: a rapid review[J]. Cochrane database of systematic reviews, 2021, 3: CD013717.

[18] CHU D K, AKL E A, DUDA S, et al. Physical distancing, face masks, and eye protection to prevent person–to–person transmission of SARS–CoV–2 and COVID–19: a systematic review and meta–analysis[J]. Lancet, 2020, 395(10242): 1973–1987.

[19] CASCELLA M, RAJNIK M, ALEEM A, et al. Features, evaluation, and treatment of coronavirus (COVID–19)[EB/OL]. (2021–09–02)[2021–11–15]. https://www.ncbi.nlm.nih. gov/books/NBK554776/.

[20] COOPERSMITH C M, ANTONELLI M, BAUER S R, et al. The surviving sepsis campaign: research priorities for coronavirus disease 2019 in critical illness[J]. Crit Care Med, 2021, 49(4): 598–622.

[21] GANDHI R T, LYNCH J B, RIO D C. Mild or moderate Covid–19[J]. N Engl J Med, 2020, 383(18): 1757–1766.

[22] COVID–19 Vaccine Tracker. London School of Hygiene & Tropical Medicine[EB/OL]. (2022–4–11)[2022–4–25]. https://vac-lshtm.shinyapps.io/ncov_vaccine_landscape/.

[23] Our World in Data. Statistics and research: coronavirus (COVID–19) vaccinations[EB/OL]. (2022–4–24)[2022–4–25]. https://ourworldindata.org/covid–vaccinations.

[24] HENRY D A, JONES M A, STEHLIK P, et al. Effectiveness of COVID–19 vaccines: findings from real world studies[J]. Med J Aust, 2021, 215(4): 149–151.

[25] LOPEZ B J, ANDREWS N, GOWER C, et al. Effectiveness of the Pfizer–BioNTech and

Oxford–AstraZeneca vaccines on covid–19 related symptoms, hospital admissions, and mortality in older adults in England: test negative case–control study[J]. BMJ, 2021, 373: n1088.

[26] JARA A, UNDURRAGA E A, GONZÁLEZ C, et al. Effectiveness of an inactivated SARS–CoV–2 vaccine in Chile[J]. N Engl J Med, 2021, 385(10): 875–884.

[27] PAWLOWSKI C, LENEHAN P, PURANIK A, et al. FDA–authorized mRNA COVID–19 vaccines are effective per real–world evidence synthesized across a multi–state health system[J]. Med (N Y), 2021, 2(8): 979–992.

[28] The Main Report Presents the Panel's Findings and Recommendations. The independent panel for pandemic prepareness and response[EB/OL]. (2021–05–12)[2021–11–12]. https://theindependentpanel.org/mainreport/.

[29] WHO. A world at risk: annual report on global preparedness for health emergencies[EB/OL]. (2019–12–31)[2021–11–12]. https://apps.who.int/gpmb/assets/annual_report/GPMB_annualreport_2019.pdf.

[30] Our World in Data. Government stringency index[EB/OL]. (2021–10–13)[2021–10–15]. https://ourworldindata.org/policy–responses–covid.

[31] Deep Knowledge Group. COVID–19 regional safety index: parameters[EB/OL]. (2021–08–23)[2021–10–15]. http://analytics.dkv.global/covid–regional–assessment–250–regions/COVID–Regional–Safety–Parameters.pdf.

[32] WHO. Joint external evaluation tool: International Health Regulations (2005) – second edition. (2018–02–02)[2021–10–15]. https://www.who.int/publications/i/item/9789241550222.

[33] HALDANE V, DE FOO C, ABDALLA S M, et al. Health systems resilience in managing the COVID–19 pandemic: lessons from 28 countries[J]. Nat Med, 2021, 27(6): 964–980.

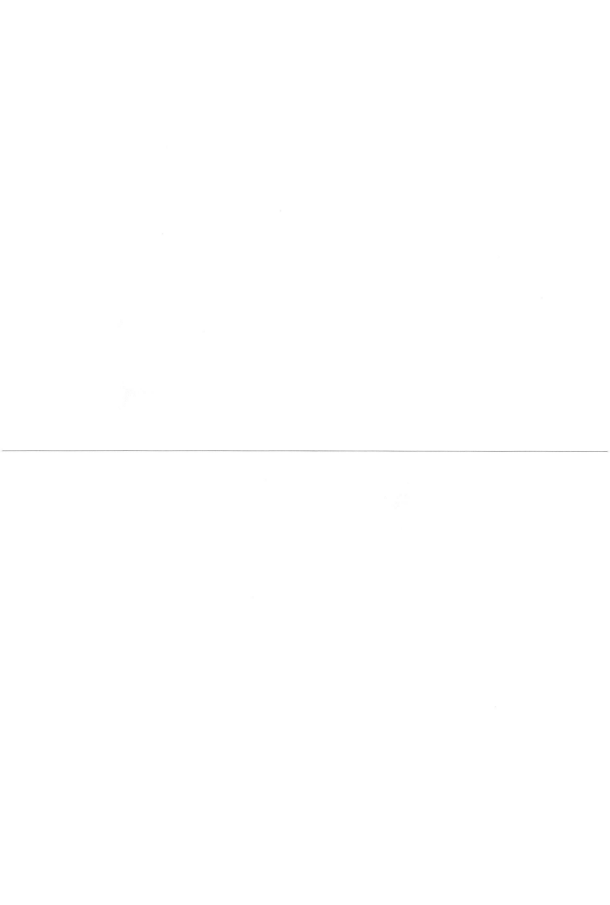

第十章
新型冠状病毒肺炎大流行

一、新冠肺炎疫情

2019 年 12 月，在中国湖北省武汉市出现了一种不明原因肺炎疾病。2020 年 1 月，中国科研人员初步确认导致该肺炎疾病的病原体是一种新型冠状病毒。该病原体后被世界卫生组织（World Health Organization，WHO）命名为重症急性呼吸综合征冠状病毒 2（severe acute respiratory syndrome coronavirus 2，SARS-CoV-2），又称新冠病毒。由 SARS-CoV-2 引起的疾病被命名为 "2019 冠状病毒病"（corona virus disease 2019，COVID-19），又称 "新冠肺炎"。现有研究认为，SARS-CoV-2 可能是一种动物源性病毒，其与蝙蝠携带的冠状病毒亲缘关系密切，很有可能是蝙蝠携带传播的冠状病毒跨种传播而来[1]。然而，现有的研究尚不确定 SARS-CoV-2 是直接由蝙蝠传播到人类，还是经由中间宿主间接传播到人类。

新冠肺炎疫情暴发后迅速在全球范围内扩散。2020 年 3 月 11 日，WHO 宣布此次新冠肺炎疫情为全球大流行。新冠肺炎疫情是继 1918 年西班牙大流感之后，近百年来全球遭受的最为严重的传染病大流行。目前，全球范围内新冠肺炎的确诊病例数仍在持续增加，许多疫情缓和的国家因新冠病毒突变株而出现确诊病例数的大幅反弹。截至 2022 年 5 月 10 日，全球累计确诊 515 748 861 例，死亡 6 255 835 例[2]。此次新冠肺炎大流行不仅给全世界民众造成重大生命健康损失，对各国经济和社会造成的冲击也是不可估量的。

二、新冠病毒的流行特点

随着疫情的持续，人们对 SARS-CoV-2 的认识不断加深。SARS-CoV-2 主要依靠侵入人体呼吸道上皮细胞实现对人体的入侵[3]，病毒可以通过呼吸道飞沫、飞沫形成的气溶胶、直接接触等，经由鼻腔、口腔等途径进入人体[4]。消化道接触也可能是 SARS-CoV-2 感染的途径，但尚未被证实。现有研究表明，各年龄段的人群对 SARS-CoV-2 普遍易感，重症患者多为老年人和有哮喘、心脏病、糖尿病等基础疾病的人群。疫情早期的数据表明，儿童感染比例较低[5]。男性比女性更易感，可能是受染色体和性激素对先天免疫系统的影响所致[5]。现有认知中，SARS-CoV-2 引发的临床症状比重症急性呼吸综合征冠状病毒（severe acute respiratory syndrome coronavirus，SARS-CoV）引发的症状更轻微，但传播能力更强，且在潜伏期便具有很强的传播能力[6-8]。

虽然潜伏期的感染者和患者是 SARS-CoV-2 的主要传染源，但存在大量的无症状感染者同样可以传播病毒，而且是病毒快速传播和疫情防控难度大的重要原因之一。有研究表明，无症状感染者在感染者中所占比例为 17.9% ～ 57%。科研人员对 18 例新冠肺炎患者的上呼吸道病毒载量进行了研究，结果表明无症状感染者与有症状感染者上呼吸道的病毒载量相似，这意味着无症状感染者传播病毒的能力与确诊患者相当[9]。意大利针对其国内相关人群开展了两次调查研究，在这两次调查中无症状感染者在感染者中所占比例分别为 39.7%（29/73）和 44.8%（13/29）[10]。希腊对 783 名回国人员开展的研究发现，87.5% 的核酸检测阳性人员未表现出临床症状[11]。有研究表明，日本钻石公主号邮轮的实际无症状感染者比例约为 46.5%。此外，分析已发表的研究后发现，中东呼吸综合征冠状病毒（Middle East respiratory syndrome coronavirus，MERS-CoV）、甲型 H1N1 流感病毒也存在无症状感染者，但所占比例明显低于 SARS-CoV-2。无症状感染者，特别是潜伏期无症状者，可能在疫情传播方面扮演重要角色。另有一些研究发现，无症状感染者在出现症状前 2 天左右，咽拭子病毒载量已达峰值，而当其出现症状时，病毒载量则已呈现下降趋势。因此，新冠肺炎无症状感染者在出现症状之前，可能存在大量排泄病毒的情况，其存在较高的传播病毒的风险。

三、新冠病毒病原体的鉴定

从中国武汉金银潭医院不明原因肺炎患者中采集了 3 份支气管肺泡灌洗液样本。对样本进行泛 β - 冠状病毒实时荧光定量 RT-PCR 检测后，结果显示冠状病毒核酸阳性。利用 Illumina 二代和 Nanopore 三代测序技术，获得了病毒的全基因组序列[12]。生物信息学分析表明，SARS-CoV-2 具有冠状病毒家族的典型特征，属于 β - 冠状病毒[12]。

利用人呼吸道上皮细胞、VeroE6、Huh-7 等不同细胞系进行了病毒分离。接种后 96 小时观察到细胞病变效应（CPE）。负染后在投射电子显微镜（TEM）下观察到典型的冠状颗粒[12]。从恢复期患者体内采集的血清可以完全中和分离病毒的细胞感染性。人 ACE2 转基因小鼠和恒河猴经鼻感染该病毒后，可诱发多灶性肺炎伴间质增生。随后可在受试动物的肺和肠道组织中检测到并分离出该新型冠状病毒。

对 2019 年 12 月底至 2020 年 2 月中旬在不同地点采集的患者标本中分

离出的 104 株新冠肺炎病毒株，进行了全基因组测序分析，结果显示它们具有 99.9% 的同源性，无明显基因突变[12-13]。

从疫情开始至今，SARS-CoV-2 不断进化和变异，产生了各种变异株，如 Alpha（B.1.1.7）、Beta（B.1.351）、Gamma（P.1）、Delta（B.1.617.2）及 Omicron（B.1.1.529）变异株等[14]。2021—2022 年全球主要流行株为 Delta 变异株和 Omicron 变异株[14]。

Delta 变异株于 2020 年 10 月在印度首次被报道，此后该变异株迅速成为印度的主要流行株，并在全球多个国家流行[14]。研究发现，相较野生株或此前的其他变异株，Delta 变异株具有传染力更强、病毒载量更高、潜伏期更短等特点[15]。Delta 变异株的传播特点与刺突蛋白（S 蛋白）的多处基因位点突变导致病毒的传导能力及膜融合能力显著提高有关。相对于 SARS-CoV-2 野生株，Delta 变异株一共有 23 处突变，其中 9 处突变与刺突蛋白相关，也被认为是其成为最具传播性变异株的关键突变，尤其是 S1 亚基的多处突变，包括 L452R、E484Q 及 P681R 等[16]。现有证据显示，相对野生株或其他变异株，疫苗对于 Delta 变异株的保护效力相对下降，但对预防感染仍具有一定作用，对于 Delta 变异株感染后重症、住院风险及死亡仍具有良好的保护力[15]。

南非于 2021 年 11 月 24 日首次向 WHO 报告了 Omicron 变异株感染病例，此后该变异株迅速传播至全球多个国家和地区，成为全球流行的优势株[14]。全球 SARS-CoV-2 数据库 GISAID 显示，截至 2022 年 5 月 11 日，186 个国家提交了 Omicron 病毒基因组序列 3 586 429 条，过去一周提交的 Omicron 病毒基因组序列占 SARS-CoV-2 病毒基因组序列总数的 98.4%[17]。研究显示，Omicron 变异株的中位潜伏期为 3 天，短于 Delta（4.3 天）和其他变异株（5.0 天）。Omicron 变异株的平均有效再生数（R_t）为 3.4（0.88～9.4），平均基本再生数（R_0）为 9.5（5.5～24）。Omicron 变异株的 R_t 和 R_0 比 Delta 变异株分别高约 3.8 倍和 2.5 倍[18]。

四、新冠病毒的溯源

1. 海鲜市场与冷链

在确定导致新冠肺炎疫情的病原体后，紧接着进行的工作是寻找 SARS-CoV-2 的可能的引入途径，包括自然宿主，以此探索 SARS-CoV-2 跨种传播到人，以及人际传播的过程和机制。中国科研工作者在武汉华南海鲜市场休市的同时，曾多次开展针对该市场环境和动物的采样检测工作，然而在市场内的动物样本中未检测出 SARS-CoV-2 的阳性样本，意味着病毒通过华南海鲜市场上出售的动物而引入市场的可能性很小。同时，市场内环境阳性样本与市场内早期病例高度相关，提示环境阳性样本主要来自病例的排毒污染[19]。因此，SARS-CoV-2 来源于华南海鲜市场上售卖动物的假设因缺乏证据和流行病学的关联性而不成立。

值得注意的是，2020 年北京新发地市场、大连市、青岛市先后发生聚集性疫情，这几次疫情的暴发场所与武汉华南海鲜市场一样，均有冷冻海鲜加工处理或销售，病例与冷链具有不容忽视的流行病学关联。同时，中国科学家已经从冷冻海鲜产品包装上检出病毒，并成功分离活病毒，这表明冷链可能远距离传播病毒[20]。

2. 自然宿主的追溯

在获得并分析 SARS-CoV-2 的全基因组序列后，科研人员发现其与 SARS-CoV（GenBank：NC_004718）的全基因组序列相同性仅为 79%，与 MERS-CoV（GenBank：NC_019843）的相同性则更低，仅为 50%。不过，根据 ICTV 分类标准，SARS-CoV-2 位于基因组 *ORF1ab* 上的 5 个保守结构域与 SARS-CoV 的氨基酸相同性均高于 90%，因此，SARS-CoV-2 与 SARS-CoV 均属于 *Betacoronavirus* 冠状病毒属 *Sarbecovirus* 亚属中的同一个冠状病毒种，由此推测 SARS-CoV-2 可能是一种动物源性病原体，且极有可能同 SARS-CoV 一样起源于蝙蝠。

2021 年，法国巴斯德研究所在老挝北部的马来菊头蝠（*R.malayanus*）中发现了迄今为止和 SARS-CoV-2 最为接近的蝙蝠冠状病毒，与 SARS-CoV-2 具有共同关键特征，可能与 SARS-CoV-2 存在进化关系。其中 BANAL-236 病毒与 SARS-CoV-2 的 S 蛋白受体结合域（RBD）相差仅两个残基；BANAL-52（GenBank:MZ937000）、BANAL-103 病毒的 RBD 在结合受体的关键位点上，与 SARS-CoV-2 相差仅一个残基，且 BANAL-52 的基因组与 SARS-CoV-2 则具有 96.85% 的同源性，高于之前中国发现的 RaTG13 蝙蝠冠状病毒与 SARS-CoV-2 具有 96.2% 的同源性。

此外，在中国的云南边境也发现有与 SARS-CoV-2 具有一定同源性的相关冠状病毒，如采集自 2013 年的中菊头蝠（*Rhinolophus affinis*）样本的 RaTG13（GenBank：MN996532）[1]，以及在马来菊头蝠（*R.malayanus*）中检测到的 RmYN02（EPI_ISL_412977）[21]。此外，随着溯源研究的不断深入，研究人员陆续在多个国家的菊头蝠中检测到 SARS-CoV-2 相关冠状病毒，包括柬埔寨的扁颅菊头蝠（*R.shameli*）中鉴定出的 RshSTT182（EPIISL852604）（92.9%）、泰国的大角菊头蝠（*R.acuminatus*）中鉴定出的 RaCS203（MW251308）（91.4%），以及上述提到的与 SARS-CoV-2 同源性最高的老挝马来菊头蝠（*R.malayanus*）中的 BANAL-52（GenBank：MZ937000）等[22]。以上这些与 SARS-CoV-2 密切相关的病毒基因序列均来源于蝙蝠，为 SARS-CoV-2 起源于蝙蝠提供了证据。

3. 中间宿主的分析

研究人员在从中国境外查获的马来亚穿山甲中发现了与 SARS-CoV-2 具有较高全基因组序列相似性的冠状病毒，序列相似性为 85.5% ~ 92.4%，但与 SARS-CoV-2 仍有较大差异。因此，尚不能确认 SARS-CoV-2 的中间宿主[22-23]。

有学者利用基于人工智能的深度学习技术对病毒宿主进行推测，预测 SARS-CoV-2 的两个潜在宿主是蝙蝠和水貂，并且认为水貂可能是 SARS-

CoV-2 的中间宿主。2020 年 6 月、11 月欧美水貂养殖场相继暴发两次新冠肺炎疫情，并发现水貂将病毒传染给了一名工作人员。水貂是目前已知可暴发类似人类新冠肺炎疫情并将病毒回传给人类的唯一动物。此外，野外的水貂是否携带 SARS-CoV-2 尚不明确 [24]。除水貂以外，研究人员发现白尾鹿是自然界中可广泛感染 SARS-CoV-2 的野生动物。有数据显示，美国东北部超 1/3 的白尾鹿具有 SARS-CoV-2 的抗体，研究人员还发现 2011 年以来存档的白尾鹿血液样本中，2020 年初有 3 份样本存在 SARS-CoV-2 抗体，提示白尾鹿可被 SARS-CoV-2 感染，值得关注的是 2019 年的 1 份样本也呈现 SARS-CoV-2 抗体阳性。随后，多个国家和地区开展的动物易感性研究结果表明，雪貂、水貂、家猫、老虎和狮子等动物对 SARS-CoV-2 易感，甚至表现出临床症状并且可以在同类动物间传播 [25-26]。以上提及的动物均有处于 SARS-CoV-2 暴露环境的问题，可能是接触新冠肺炎患者后被感染。值得注意的是，这些动物存在成为 SARS-CoV-2 新宿主进而成为新的疫源动物的风险，但野生环境下的该类动物是否携带 SARS-CoV-2 尚不明确。

综上所述，现有证据可以判断，尽管多种 SARS-CoV-2 易感动物被发现，但野生环境下是否携带 SARS-CoV-2，以及作为潜在 SARS-CoV-2 中间宿主和自然宿主的证据值得进一步研究探讨。SARS-CoV-2 是如何从自然界跨种传播到人间的，有待于长期的继续深入调查和研究。虽然科学界在 SARS-CoV-2 溯源方面积累了一定的研究基础，但 SARS-CoV-2 的自然宿主和中间宿主及如何实现从动物到人的跨界传播尚不清楚，需要科学家在全球框架下坚持科学溯源。

五、新冠肺炎疫情的防控措施及效果

新冠肺炎疫情暴发后，世界各国基于国情和文化的差异，采取了不同的防控策略，进而导致各国的疫情流行范围、时间和强度存在明显差异。

以中国为代表的东亚国家应对疫情时，普遍采取了较为严格的防控措施，能够较快地遏制本土病毒传播，截至 2021 年底这些国家仅存在零星散发病例和呈低强度流行。早期疫情较为严重的意大利、西班牙、德国等欧洲国家经过初期较为严格的防控后，疫情得到一定程度的控制，但随后面对恢复经济、民众抵制等压力而逐渐放松管控措施，致使疫情出现反弹。而以美国和巴西为代表的美洲地区、印度和南亚地区及部分欧洲国家，疫情随着防控政策的改变时有波动。

非药物干预措施是疫情发生初期各国应对 SARS-CoV-2 的主要手段。SARS-CoV-2 可以人传人被证实后，2020 年 1 月 23 日，武汉果断实行了严格的封城措施，用以防止疫情的扩散。实施封城措施后，中国有超过 130 个城市受益于这一措施而推迟了疫情开始增长的时间[27]。各国具体封城措施不尽相同，但这些防控策略大致可分为两类：第一类是围堵策略，目的是将 R_0 降到 1 以下，从而达到消灭病毒的目的；第二类是缓役策略，目的是减缓病毒的传播，推迟发病高峰的到来时间。

保持社交距离是切断传播途径的重要手段。通过号召民众保持社交距离，对于遏制新冠肺炎疫情的发展有着积极的作用，这已在多数国家得到了证实。不过，基于不同的国情和传统，各国民众对于政府"保持社交距离"号召的依从性存在较大差异。一项基于推特数据的研究表明，新西兰民众对于防控措施关注度高，而美国民众则对这些措施的关注度较低，这也在一定程度上反映了两国在保持社交距离问题上的态度，而态度的差异最终体现在行动落实上。

以佩戴口罩和注意手部卫生为主的个人防护措施在切断传播途径和保护易感人群方面发挥着重要作用。一方面，这些措施可以有效保护易感人群，使个人免遭 SARS-CoV-2 感染的风险，这也是保护医护人员，使他们免受病患传染的关键手段；另一方面，这些措施可以在一定程度上减少病毒携带者或亚临床感染者对外释放病毒，避免污染周遭环境。

大规模核酸检测是确定是否感染 SARS-CoV-2 的有效方法，也是开展新冠肺炎病例主动监测，落实早发现、早隔离、早治疗措施的有效手段，是各国遏制新冠肺炎疫情的重要保障技术。中国在经历了早期严格的封锁和隔离等措施后，疫情得到有效控制，后期主要在大连、北京、石家庄等地进行了人群核酸检测的大范围应用，这对控制疫情传播意义重大。美国疫情早期在核酸检测方面态度消极，致使其最终成为疫情比较严重的国家之一。同样，英国、西班牙、法国等国家后来的核酸检测能力有了大幅提升，对于病例的早发现、早隔离及疫情的缓和具有重要的意义。

六、反思与展望

反思新冠肺炎疫情的全球应对过程，有些经验教训值得总结和讨论，为今后可能发生的疫情提供借鉴。

1. 关于既往疫情的处置经验

每一个新发传染病都有它的特点，当我们面对新发传染病的时候，往往会不自觉地沿用以往的传染病防控经验。在大多数情况下，这些经验可能能够有效地帮助我们控制传染病。但是事实上，每次传染病的情况都会有很大的不同。新冠肺炎疫情就是一个非常典型的例子。凭借过去的经验，人们总是认为一种传染病发生的时候，感染者会存在临床症状。然而很多 SARS-CoV-2 感染者在早期没有症状，有些人甚至在整个感染到恢复的过程中，都没有症状。此外，SARS-CoV-2 感染还有很多与以往疫情不同的地方，如长期持续阳性的问题、复阳的问题、二次感染的问题、冷链传播的问题，这些问题都超出了研究者以往的研究经验。所以面对新疫情的时候，一定要保持高度警惕，不能完全套用以前的经验。

2. 关于科赫法则

科赫法则是传统的病原学研究中确定病原体的方法。依据这一法则，在确定病原体的时候，首先要从生病的动物体内分离到病原体，然后将病原体接种到正常动物体内，可以使正常动物得病。最后要在得病的动物身上再次分离到病原体。这一法则对于确认一个病原体是非常可靠的。但是要严格遵照这一法则来确认病原体，在大部分情况下是很难实现的。最简单的例子就是，对人致病的病原体，尤其是病毒，要想分离到往往是很困难的，分离成功的概率很低。即使是分离到了，也不能给人再次接种，而接种到其他动物身上，往往没有感染性，因此无法证明它能够使其他动物发病。因此，遵循科赫法则，更重要的是领会其精神，而不是教条地生搬硬套。绝大部分人类新发传染病病原体，尤其是病毒性病原体的确认，基本上都没有严格遵循科赫法则，而是现代技术和方法起到了重要作用。

3. 关于诊断试剂

新发传染病，由于它是一种新的传染性疾病，没有现成的诊断试剂可用。然而新发传染病的防控时间极其宝贵，必须在最短的时间内，把所有的可疑的感染者都检测出来，这是传染病防控早期阶段最重要的防控措施。分子诊断技术已经非常成熟，高通量测序技术可以及时地发现病原体，一般只需要两三天的时间。在此基础上设计定量 PCR 检测试剂盒，可以在一两天之内完成引物设计合成及试剂盒装配。这样得到的诊断用检测试剂完全可以满足早期病原体诊断的要求，应该允许紧急使用。

4. 关于新发传染病的诊断标准

新发传染病防控的关键在于暴发早期的早发现、早诊断。因此，在疫情暴发早期要尽可能地把网撒大，把所有的可疑感染者都纳入管控范围。如果采取过严的诊断标准，必然会导致一些感染者成为漏网之鱼，从而引起疫情的扩散。

5. 关于新发传染病的研究

新冠肺炎疫情已经持续近 3 年，可是人类对于 SARS-CoV-2 的来源还是不清楚。这说明自然界中的病毒太多，人类对于动物携带的病毒了解太少，因此应该加强对于各种动物携带病原体的研究。对于新发传染病，往往没有相应抗病毒的药物，疫苗的研究也存在诸多困难。平时就应该高度重视筛选储备更多的抗病毒药物，了解更多的疫苗作用机制，研制储备更多更好用的疫苗。一旦新的疫情发生，能够利用已有的药物和疫苗进行快速的反应，这样才能够有效减少疫情的损失。

按照常规的新药研发模式，每一种新药的研发都需要十几年或更长的时间。然而当一场新的传染病疫情发生的时候，病原体给我们的时间极其有限，因此必须采取非常规的途径研发新的药物。由于已有药物和处在Ⅲ期临床研究阶段的研发药物及安全性已经被证实的药物品种较多，采用药物重定位或老药新用的研发模式是一种有效的研发手段。应该让那些经过实验验证的药物优先开展临床试验，从而保证有限的资源和较短的时间内能够研发出真正有用的药物。

6. 展望

目前还存在海量不同来源的人类尚未认知或新出现的病毒、细菌、真菌和寄生虫等危害人类健康安全的病原体，未来新病原体的威胁日趋严重。与SARS-CoV-2一样，未来新发传染病病原体是全球化背景下全人类面临的共同挑战，传染病防控是构建人类命运共同体的重要一环。新发传染病病原体的监测、跨种传播机制、传播风险、影响因素及储备有效的防控措施，是每一个科学家的责任，更是主动预防和防御未来大流行的关键，这将是革命性的进步。

（童贻刚　吴志强　许　磊　曹务春　贾　娜）

参考文献

[1] HOU P, YANG X L, WANG X G, et al. A pneumonia outbreak associated with a new coronavirus of probable bat origin[J]. Nature, 2020, 579(7798): 270.

[2] WHO. Coronavirus (COVID-19) dashboard[EB/OL]. (2022-05-10)[2022-05-11]. https://covid19.who.int/.

[3] XU X, CHEN P, WANG J, et al. Evolution of the novel coronavirus from the ongoing Wuhan

outbreak and modeling of its spike protein for risk of human transmission[J]. Sci China Life Sci, 2020, 63(3): 457–460.

[4] LU C W, LIU X F, JIA Z F. 2019–nCoV transmission through the ocular surface must not be ignored[J]. Lancet, 2020, 395(10224): e39.

[5] ZHANG J, LITVINOVA M, WANG W, et al. Evolving epidemiology and transmission dynamics of coronavirus disease 2019 outside Hubei province, China: a descriptive and modelling study[J]. Lancet Infect Dis, 2020, 20(7): 793–802.

[6] GRALINSKI L E, MENACHERY V D. Return of the coronavirus: 2019–nCoV[J]. Viruses, 2020, 12(2): 135.

[7] HUANG C, WANG Y, LI X, et al. Clinical features of patients infected with 2019 novel coronavirus in Wuhan, China[J]. Lancet, 2020, 395(10223): 497–506.

[8] DU Z, XU X, WU Y, et al. Serial interval of COVID–19 among publicly reported confirmed cases[J]. Emerg Infect Dis, 2020, 26(6): 1341–1343.

[9] ZOU L, RUAN F, HUANG M, et al. SARS–CoV–2 viral load in upper respiratory specimens of infected patients[J]. N Engl J Med, 2020, 382(12): 1177–1179.

[10] LAVEZZO E, FRANCHIN E, CIAVARELLA C, et al. Suppression of a SARS–CoV–2 outbreak in the Italian municipality of Vo'[J]. Nature, 2020, 584(7821): 425–429.

[11] LYTRAS T, DELLIS G, FLOUNTZI A, et al. High prevalence of SARS–CoV–2 infection in repatriation flights to Greece from three European countries[J]. J Travel Med, 2020, 27(3): taaa054.

[12] WHO. Report of the WHO–China joint mission on coronavirus disease 2019（COVID–19）[EB/OL]. (2020–02–28)[2021–10–20]. https://www.who.int/publications–detail/report–of–the–who–china–joint–mission–on–coronavirus–disease–2019–(covid–19).

[13] 中华人民共和国国务院新闻办公室 . 抗击新冠肺炎疫情的中国行动 [EB/OL]. (2020–06–07)[2021–10–19]. http://www.gov.cn/zhengce/2020–06–07/content_5517737.htm.

[14] WHO. Tracking SARS–CoV–2 variants[EB/OL]. (2022–05–03)[2022–05–11]. https://www.who.int/en/activities/tracking–SARS–CoV–2–variants/.

[15] 杜敏 , 刘民 , 刘珏 . 新型冠状病毒 Delta 变异株的流行病学特征及防控研究进展 [J]. 中华流行病学杂志 , 2021,42 (10):1774–1779.

[16] 魏逸鸣 , 张俊文 . SARS–CoV–2 Delta 变异株：从结构变异到强传染力 [J/OL]. 中国生物化学与分子生物学报 :1–12[2022–05–11]. https://wap.cnri.net/touch/web/Journal/Article/SWHZ20220426001.html.

[17] GISAID. Tracking of variants[EB/OL]. (2022–05–11)[2022–05–11]. https://www.gisaid.org/hcov19–variants/.

[18] LIU Y, ROCKLÖV J. The effective reproductive number for the Omicron variant of SARS–CoV–2 is several times relative to Delta [J]. Journal of Travel Medicine, 2022：DOI：10.1093/jtm/taac037.

[19] WHO. WHO–convened global study of origins of SARS–CoV–2: China Part. Joint WHO–China study: 14 January–10 February 2021[EB/OL]. (2021–03–30)[2021–10–19]. https://www.who.int/publications/i/item/who–convened–global–study–of–origins–of–sars–cov–2–china–part.

[20] XING Y, WONG G W K, NI W, et al. Rapid response to an outbreak in Qingdao, China[J]. N Engl J Med, 2020, 383(23): e129.

[21] ZHOU H, CHEN X, HU T, et al. A Novel bat coronavirus closely related to SARS–CoV–2 contains natural insertions at the S1/S2 cleavage site of the spike protein[J]. Curr Biol, 2020, 30(11): 2196–2203.

[22] WACHARAPLUESADEE S, TAN C W, MANEEORN P, et al. Evidence for SARS–CoV–2 related coronaviruses circulating in bats and pangolins in Southeast Asia[J]. Nat Commun, 2021, 12(1): 972.

[23] LAM T T, JIA N, ZHANG Y W, et al. Identifying SARS–CoV–2–related coronaviruses in Malayan pangolins[J]. Nature, 2020, 583(7815): 282–285.

[24] LIU P, JIANG J Z, WAN X F, et al. Are pangolins the intermediate host of the 2019 novel coronavirus (SARS–CoV–2)?[J]. PLoS Pathog, 2020, 16(5): e1008421.

[25] SHI J, WEN Z, ZHONG G, et al. Susceptibility of ferrets, cats, dogs, and other domesticated animals to SARS–coronavirus 2[J]. Science, 2020, 368(6494): 1016–1020.

[26] CHEN J, HUANG C, ZHANG Y, et al. Severe acute respiratory syndrome coronavirus 2–specific antibodies in pets in Wuhan, China[J]. J Infect, 2020, 81(3): e68–e69.

[27] TIAN H Y, LIU Y H, LI Y D, et al. An investigation of transmission control measures during the first 50 days of the COVID–19 epidemic in China[J]. Science, 2020, 368(6491): 638–642.

第十一章
中国防控新冠肺炎疫情的经验及对世界的贡献

新冠肺炎是近百年来人类遭遇的影响范围最广的全球性大流行病，是一场严重的全球性公共卫生危机。在这场与病毒的战斗中，中国采取了最全面、最严格、最彻底的防控措施，14亿中国人同心战疫，有效阻断了病毒传播，有序平衡了疫情防控和经济社会发展，有力支援了国际社会抗疫，为人类社会应对传染病大流行威胁提供了中国方案和中国经验。当前，疫情仍在全球肆虐，深入总结中国抗疫经验，对于更好准备和应对未来可能来袭的大流行具有重要的作用。

一、中国新冠肺炎疫情防控4个阶段

2019年底至今①，中国的新冠肺炎疫情防控取得了世界瞩目的成绩。随

---

① 本书写于2022年5月。

着疫情变化，中国不断优化防控措施，疫情防控分为以下 4 个阶段[1]。

第一阶段是突发疫情应急围堵阶段（2020 年 1 月至 2020 年 4 月）：在武汉疫情暴发之际，按照党中央、国务院决策部署，从全国调派 346 支医疗队、4.26 万名医务人员驰援湖北，落实集中患者、集中专家、集中资源、集中救治的"四集中"原则，坚持中西医并重，不断优化诊疗方案，尽一切手段、不计代价救治重症病患，湖北主战场患者治愈率超过 93%。创造性地建立方舱医院，在短时间内大规模收治轻症患者，实现轻症患者隔离。开展社区"拉网式"排查，切断社会面传染源，实现应检尽检、应收尽收、应隔尽隔、应治尽治。经过不懈努力，用 3 个月左右时间取得武汉保卫战、湖北保卫战决定性成果。

第二阶段是常态化疫情防控探索阶段（2020 年 5 月至 2021 年 7 月）。根据无症状感染者传播新冠病毒的特点，在"外防输入、内防反弹"总策略的前提下，提出了"以核酸检测为中心扩大预防"，明确聚集性疫情处置 5 条措施。在外防输入上，严格执行人、物、环境同防，严格闭环管理。在内防反弹上，实施分区分级差异化精准防控，先后发布 85 类防护指南和 60 余个技术方案，对 12 类人员实行核酸检测"应检尽检"，落实重点场所、重点人群、重点环节防控举措。在聚集性疫情处置上，总结不同地区疫情处置经验，指导各地不断完善指挥体系快速响应、一定范围核酸筛查、风险人群应隔尽隔、感染者"四集中"救治、及时发布信息等 5 条举措，基本在 2 ～ 3 个潜伏期控制住疫情传播。

第三阶段是全链条精准防控的"动态清零"阶段（2021 年 8 月至 2022 年 2 月）。随着新冠病毒德尔塔变异株的出现与传播，更加突出抓早抓小抓基础，坚持常态化精准防控和局部应急处置有机结合，确定了"动态清零"总方针。在总结南京禄口国际机场德尔塔变异株疫情暴发经验教训基础上，提出在充分用好疫情发生后黄金 24 小时，力争在 1 个潜伏期左右控制住疫情传播。各地在做好发热门诊监测、重点人群"应检尽检"基础上，组织实施样本初筛阳性即报告，推动监测报告关口再前移一步。加强区域协查工作，及时推送数据、管控风险。在疫情处置上，大力加强流调和监督队伍建设，探索出"五个结合"经验做法，即指挥系统平急结合，国家、省市第一时间共同启动应急响应；行政和业务相结合，干部专家下沉一线抓落实；专兼结合，突出流调和监督队伍等作用，强化公安、工信、公卫"三公（工）"协同，提高流调效率；群众工作和卫生工作相结合，争取群众支持配合；常态化精准防控和应急处置相结合，加强防控能力建设。此阶段出现的局部聚集性疫情大部分都在1个潜伏期左右时间控制住疫情传播，成功阻断了德尔塔变异株疫情的传播。

　　第四阶段是全方位综合防控"科学精准、动态清零"阶段（2022年3月至今）。随着新冠病毒奥密克戎变异株的全球传播，需更加突出"科学精准、动态清零"。奥密克戎变异株传播快、潜伏期短、隐匿性强。在总结2022年1月天津、河南奥密克戎变异株疫情防控经验的基础上，提出以快制快、以变应变，迅速强化防疫准备，部署了升级疫情早期发现手段，推广"抗原筛查＋核酸诊断"监测模式，增强隔离收治能力，明确隔离房源和方舱医院建设标准，升级优化核酸检测系统，健全感染者分类收治机制，保障好群众日常医疗服务等措施。实践证明，现有防控措施能够实现"动态清零"目标，对于绝大部分传播链基本上都在1个潜伏期，甚至更短的时间内得到控制。吉林、上海、深圳、北京先后发生疫情，在实施静态管理、全员核酸筛查、全面流调排查的基础上，密集部署摸清社区感染者本底、感染者应收尽收、密接人员隔离管控、社区分级分类管控、分类做好医疗救治、保障供应链产业链稳定等一系列防控举措。目前疫情已经基本控制，社区传播阻断，实现了社会面清零。在"动态清零"总方针指导下，中国经受住了武汉保卫战以来最为严峻的防控考验并取得了阶段性成效[2]。

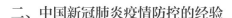

二、中国新冠肺炎疫情防控的经验

1. 有效应对大流行，必须秉持生命至上的核心理念

公共卫生关注全人群，注重维护健康公平。新发传染病大流行突发性强，人群对其普遍易感，且短期内无有效预防和治疗手段，因此对人群健康构成严重威胁。面对突然来袭的新冠肺炎疫情，中国政府坚持人民至上、生命至上，将全力保障人民生命权和健康权作为首要任务，果断采取对湖北省及武汉市的全面严格管控措施，在全国范围采取限制人群流动、延长假期、停止人群聚集、延期开学开工等措施；迅速组织调集医疗队、公共卫生人员驰援湖北，迅速建成 2 家集中救治医院、16 座方舱医院；实施患者免费救治，不惜一切代价抢救每个生命；采取切实有力措施保护海外中国公民安全。疫情防控常态化阶段，中国继续慎终如始做好疫情防控，由政府出资，有序安排为高危人群、重点人群和普通人群免费接种新冠病毒疫苗。研究显示，大规模疫苗的接种可以一定程度保护人群免受感染，有效降低了重症和死亡的发生[3]。

中国的抗疫实践充分证明，只有把维护人民的生命安全和身体健康放在首要位置，才能真正采取切实有效的行动，做好大流行防范和应对工作。

2. 有效应对大流行，必须坚持"动态清零"总方针

动态清零是我国抗击新冠肺炎疫情的总方针，也是 2020 年武汉保卫战以来，几十起国内聚集性疫情抗击形成的一套战略性打法。多轮疫情都证明，动态清零是符合中国国情的，也是中国当前抗击疫情的最佳选择[4-5]。疫情防控至今，中国已经历了 4 个阶段[1]。随着奥密克戎变异株的全球流行，目前中国已经进入全方位综合防控"科学精准、动态清零"的第四阶段。面对快速传播的奥密克戎疫情，第一时间统筹调配风险人群管控、检测、流调、转运、隔离、收治等各方面力量，尽快阻断疫情的社会面传播。动态清零是中国应对高传播力的德尔塔变异株、奥密克戎变异株流行的经验总结，考虑如何以更高水平、更小成本、更短时间控制住疫情，平衡疫

情防控与社会经济稳定。它的核心内涵是当局部地区出现本土新冠肺炎病例时，采取有效的综合性防控措施，及时发现传染源，快速切断传播途径，尽最大可能保护易感人群，"发现一起、扑灭一起"，使每一起疫情及时终止，疫情不出现持续性传播和规模性反弹，而其他地区社会经济活动照常，从而实现以最小成本取得最大成效的防控目标[3-5]。动态清零并不是追求"零感染"，也不是"零容忍"，其核心是科学与精准。精准的前提是有效。几十年来我国的卫生系统韧性、卫生应急能力得到了明显提升，有力保障了动态清零策略的实施；核酸快速检测与大数据等新技术也保障了动态清零的实施。各国需要根据本国抗疫理念、防控目标、流行情况、卫生资源、应对能力等采取适应于本国的方针与策略。

3. 有效应对大流行，必须坚持政府主导全社会参与

公共卫生工作强调通过有组织的努力来干预健康影响因素，达到保护和促进健康的目的。新冠肺炎大流行是一次极为典型的公共卫生危机。新冠肺炎疫情阻击战中，中国充分发挥了强大的体制优势，做到了凝心聚力、举国同心、团结抗疫。在防控指挥层面，建立党中央统一指挥、统一协调、统一调度，各地方各方面各负其责、协调配合，集中统一、上下协同、运行高效的指挥体系；高效运行国务院联防联控机制和复工复产推进工作机制，保证了政令有力和协调畅通。在部门合作层面，各级政府相关部门通力配合，协同展开病例和密切接触者的大数据追踪、流行病学调查；协同落实防疫物资生产和供应；协同确保新冠疫苗研发、审批、生产、配送、接种等工作有序进行。在社会公众层面，广大群众自觉遵守和落实防控措施，各行各业的工作者坚守岗位、默默奉献，社会力量及港澳台同胞和海外侨胞积极捐款捐物，中华儿女守望相助、共克时艰。

中国的抗疫实践充分证明，公共卫生工作具有极强的社会性，只有做到政府主导、部门协同、全社会参与，才能有效防范和应对新发传染病大流行。

4. 有效应对大流行，必须坚持预防为主的工作方针

在新冠肺炎疫情防控工作中，中国始终坚定贯彻落实预防为主的工作方针，关口前移采取适宜的防控策略措施，取得显著成效。一是在早期疫情暴发阶段，采取有力措施坚决控制传染源，第一时间对湖北省、武汉市对外通道实施最严格的封闭和交通管控，有力切断病毒传播链，阻断疫情中心向外部的扩散；以确诊患者、疑似患者、发热患者、确诊患者的密切接触者等"四类人员"为重点，实行"早发现、早报告、早隔离、早治疗"和"应收尽收、应治尽治、应检尽检、应隔尽隔"，最大限度降低传染率[6]。二是在常态化防控阶段，采取积极的"外防输入、内防反弹"的策略，在"外防输入"方面采取严格人物环境同防、闭环管理等措施，实施远端防控、海空运输、口岸检疫、分类转运、集中隔离、社区防控全流程无缝隙闭环管理，有效避免输入病例造成疫情暴发。在"内防反弹"方面，采取常态化精准防控和局部疫情应急处置相结合的措施，及时果断扑灭疫情、阻断传播，避免输入病例引起本地传播，确保全国绝大多数地区无病例出现或仅有零星散发病例发生，且未出现疫情反弹和连续性的社区扩散传播[1]。三是在疫情防控全过程中，大力开展全人群健康教育，促进非药物干预措施的普及，科学佩戴口罩、保持社交距离、勤洗手、常通风等非药物干预措施在全社会得到很好的贯彻落实，对及时控制新冠肺炎聚集性/暴发疫情、防止疫情反弹发挥了重要的作用。非药物干预措施作为常态化疫情控制手段，已经深入人心，被群众广泛认可和接受。

中国的抗疫实践充分证明，预防是最经济、最有效的健康策略，只有切实贯彻好预防为主的工作方针，才能有效防范和控制大流行的传播和蔓延。

5. 有效应对大流行，必须坚持科学防控和精准施策

在新冠肺炎疫情防控中，中国始终遵循科学规律开展防控，坚持科研、临床、防控一线相互协同和产学研各方紧密配合，为疫情防控提供了科技支撑。一是及时开展疫情形势分析研判，及时更新防控方案和技术指南，提出防控策略建议，增强疫情防控的科学性、专业性。二是全国推行分区分级精准施策防控策略，依据人口、发病情况综合研判，划分低、中、高疫情风险等级，分区分级实施差异化防控，并根据疫情形势及时动态调整名单，采取对应防控措施。依据流行病学调查数据有指向地对重点区域、重点人群分批分层开展核酸检测，使核酸检测精准度明显提升。三是实施科研应急攻关。聚焦疫苗研发、检测技术和产品、临床救治和药物、病毒病原学和流行病学、动物模型构建五大主攻方向，组织全国优势力量开展科技攻关，加速推进科技研发和应用，启动应急攻关项目。四是广泛运用大数据、人工智能等新技术开展防控，为疫情监测、趋势研判、风险研判、流行病学调查、资源调配、防控效果评估等提供了重要的信息和技术支撑。经公民个人授权，推广个人"健康码""通信大数据行程卡"作为出行、复工复产复学、日常生活及出入公共场所的凭证，根据查询结果进行管控通行和分类处置，实现分区分级的精准识别、精准施策和精准防控。五是始终坚持以提高收治率和治愈率、降低感染率和病亡率为工作目标，坚持集中患者、集中专家、集中资源、集中救治"四集中"原则；坚持中西医结合，实施分类救治、分级管理；不断总结临床经验，优化诊疗措施，使诊疗方案更科学、更精准、更完善、更全面，有效提高新冠肺炎的救治水平。

中国的抗疫实践充分证明，科学技术是人类同疾病较量的锐利武器，必须弘扬科学精神、秉持科学态度，充分依靠科学发展和技术创新，才能有效防范和应对新发传染病大流行。

6. 有效应对大流行，必须协力构建人类卫生健康共同体

全球化时代，世界日渐成为一个"地球村"，世界各国的联系日益密切。一国的风险很容易波及世界其他国家，给世界范围内主权国家带来严峻的风险挑战。在巨大的风险治理压力面前，世界各国命运相连、荣辱与共，任何一国都不可能置身其外、独善其身。在应对新冠肺炎疫情大流行中，中国积极履行国际义务，向将近150个国家和4个国际组织提供了紧

急援助，向 24 个有紧急需求的国家派遣了 26 支医疗专家组^[6]，向全球提供抗疫的医疗物资和设备。

抗击新冠肺炎疫情的实践证明，人类是休戚与共的命运共同体，唯有团结合作，共同构建人类卫生健康共同体，才能有效防范和应对新发传染病全球大流行。

三、中国应对新冠肺炎疫情对世界的贡献

中国一如既往地弘扬负责任大国的担当精神，秉持人类命运共同体理念，把抗击新冠肺炎疫情当作人类公共卫生安全面临的共同挑战，把维护中国人民和世界人民生命安全和身体健康作为出发点，统筹兼顾国内国外两个抗疫战场，科学防治，精准施策，积极支持和主动参与全球新冠肺炎疫情防控阻击战，主动推进和积极参与抗击新冠肺炎疫情的国际合作，力所能及为全球抗击新冠肺炎疫情提供医疗援助，在全球抗疫中充分发挥负责任大国作用。

中国的全面严格抗疫实践，为世界上不同国家选择适合本国国情的发展道路和发展模式，以及如何推动健全国家制度、提高国家治理能力提供了非常宝贵的经验和启示，这是中华民族对人类社会和世界文明发展做出的宝贵贡献。

1. 积极维护世界人民生命安全和身体健康

无论是阻击病毒的传播蔓延，还是抵御不断恶化的全球经济衰退，都需要国际社会团结合作，都需要坚持多边主义、推动构建人类卫生健康共同体。中国积极推动各国团结合作，全力搞好疫情防控，发挥世界卫生组织作用，加大对非洲国家支持，加强全球公共卫生治理，恢复经济社会发展，加强国际合作等。

中国 – 世界卫生组织联合专家考察组高度评价中国抗疫的努力和成效。世界卫生组织认为，中国采取了历史上最勇敢、最灵活、最积极的防控措

施，改变了疫情快速扩散流行的危险进程，减少了全国范围内数十万病例的发生，为世界各国抗疫赢得了宝贵的窗口期[7]。

2. 积极开展国际交流合作

疫情发生以来，中国始终同国际社会开展交流合作，加强沟通，分享信息，开展科研合作，为全球抗疫贡献中国智慧、中国力量。中国把自己防控疫情的经验无保留地传给了世界各国，同时把治疗经验也无保留地奉献给了世界各国。疫情发生后，中国第一时间向世界卫生组织、有关国家和地区组织主动通报疫情信息，分享新冠病毒全基因组序列信息和新冠病毒核酸检测引物和探针序列信息，定期向世界卫生组织、有关国家和地区通报疫情信息。中国加强与世界卫生组织合作沟通，与多个国家、多个国际和地区组织，在疫情防控、诊断治疗、溯源、药物、疫苗、检测等方面开展多次交流活动，共享科研数据信息，共同研究防控和救治策略。中国专家通过国际知名医学专业期刊、多媒体等平台及时公布有关新冠肺炎研究成果，为世界各国科学防控疫情提供了重要科学依据。

为世界各国抗击疫情树立了样板、提供了经验。采取"封城"和严格的人员管理措施，有效阻断新冠病毒的蔓延传播途径；组织科研人员全力攻关，分离病毒、对病毒基因组测序，加强与国际社会合作；公开、透明、及时、负责任地向国内外发布疫情信息，积极回应各方关切；中国抗疫成功的经验给世界各国提供了参考。

3. 为世界抗疫提供物资支持

中国主动向有防护物资需要的其他国家提供力所能及的支持，鼓励防护用品、医疗设备、救治药品的生产企业对接国外需求，为全球共同抗击疫情做出贡献。中国把疫苗作为全球公共产品，倡导在全球范围内公平合理分配疫苗，截至2021年9月23日，已向100多个国家和国际组织提供超过12亿剂疫苗和原液，并在2021年内对外提供20亿剂疫苗，在向"新冠疫苗实施计划"捐赠1亿美元基础上，年内再向发展中国家无偿捐赠1

亿剂疫苗[8]。

向国际社会提供人道主义援助。向世界卫生组织提供现汇援助，积极协助世界卫生组织在华采购个人防护用品和建立物资储备库，参与世界卫生组织发起的"全球合作加速开发、生产、公平获取新冠肺炎防控新工具"倡议。同二十国集团成员一道落实"暂缓最贫困国家债务偿付倡议"，建立30个中非对口医院合作机制，向应对疫情能力薄弱的国家和地区提供帮助等。

（梁万年 刘 霞 刘 民 刘 珏）

参考文献

[1] 马晓伟. 尽快遏制疫情扩散蔓延，坚决巩固来之不易的防控成果 [EB/OL]. (2022-04-18) [2022-05-12]. https://3g.163.com/local/article/H58UF14I041999S2.html.

[2] 马晓伟. 认清防控形势，深刻、完整、全面认识党中央确定的疫情防控方针政策 [J/OL]. 求是, 2022,10. [2022-05-16]. http://www.qstheory.cn/dukan/qs/2022-05/16/c_1128649650.htm.

[2] LI X N, HUANG Y, WANG W, et al. Effectiveness of inactivated SARS-CoV-2 vaccines against the Delta variant infection in Guangzhou: a test-negative case‐control real-world study[J]. Emerging microbes & infections, 2021, 10: 1751-1759.

[3] LIU J, LIU M, LIANG W N. Persevere in the dynamic COVID-Zero strategy in China to gain a precious time window for the future[J]. China CDC weekly, 2022, 4(18): 393-394.

[4] LIU J, LIU M, LIANG W N. The dynamic COVID-Zero strategy in China[J]. China CDC weekly, 2022, 4(4): 74-75.

[5] 梁万年, 姚建红, 吴敬, 等. 我国新型冠状病毒肺炎疫情防控常态化阶段的经验与思考 [J]. 中华医学杂志, 2021, 101(10): 695-699.

[6] SHI J, WEN Z, ZHONG G, et al. Susceptibility of ferrets, cats, dogs, and other domesticated animals to SARS-coronavirus 2[J]. Science, 2020, 368(6494): 1016-1020.

[7] 国家卫生健康委. 中国 - 世界卫生组织新型冠状病毒肺炎（COVID-19）联合考察报告 [EB/OL].(2020-02-29)[2021-10-19]. http://www.nhc.gov.cn/jkj/s3578/202002/87fd92510d094e4b9bad597608f5cc2c.shtml.

[8] 新华社. 外交部：中方已向 100 多个国家和国际组织提供 12 亿剂新冠疫苗和原液 [EB/OL].(2021-09-23)[2021-10-19]. http://www.gov.cn/xinwen/2021-09/23/content_5638974.htm.

致　　谢

感谢北京大学吴俣、袁杰、康良钰、秦宸媛，中国科学院上海巴斯德研究所崔杰，山东第一医科大学史卫峰，中山大学杜向军、施莽，中国医学科学院丁啸、蒋太交，山东大学王鑫、陈章馥、林颖，广东省疾病预防控制中心陆靖等对本书的贡献。